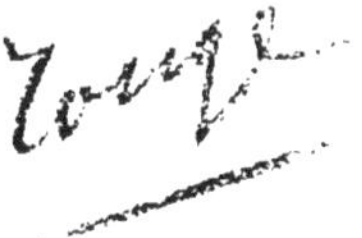

Conseils AUX "AVARIÉS"

BLENNORRHAGIE AIGUE ET CHRONIQUE

CHANCRELLE OU CHANCRE MOU — CHANCRE MIXTE — HERPÈS PRÉPUTIAL

BUBONS — VÉGÉTATIONS

MOYENS D'ÉVITER LA CONTAGION VÉNÉRIENNE

SYPHILIS

PAR

LE Dr L.-E. MONNET, ✠ O.

Lauréat de la Faculté de Paris

Ancien Chef de Clinique Dermato-Syphiligraphique

Ancien Médecin Inspecteur des Écoles de la Ville de Paris

Ancien Médecin de l'Assistance Publique

et de la Préfecture de la Seine

PRIX : 2 FRANCS

PARIS

[LI]BRAIRIE VIGOT FRÈRES

[23,] PLACE DE L'ÉCOLE-DE-MÉDECINE, 23

[L'A]UTEUR

[...]Madeleine, 17

SOCIÉTÉ

DES PUBLICATIONS HYGIÉNIQUES

3, Rue Greffulhe (Tél. 242-18)

CONSEILS AUX "AVARIÉS"

Du Même Auteur :

Consultations pour les Arthritiques

Rhumatismes aigu et chronique. — Goutte. — Gravelle. Diabète. — Obésité. — Arthritisme et Herpétisme.

PRIX : **1** FRANC.

La Peau et l'Estomac. — Le Cuir chevelu.

PRIX : **1** FRANC

Conseils

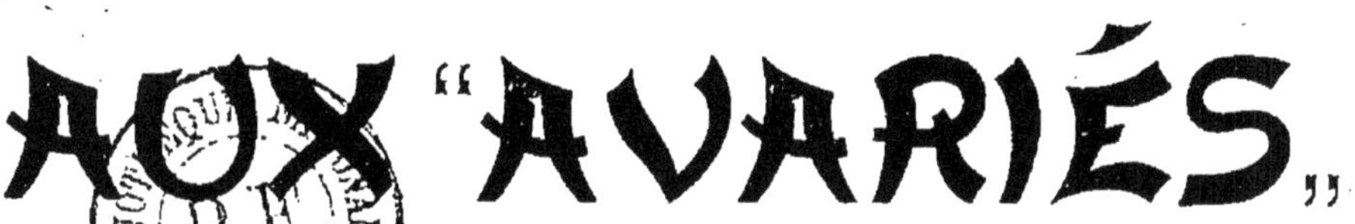

BLENNORRHAGIE AIGUE ET CHRONIQUE

CHANCRELLE OU CHANCRE MOU — CHANCRE MIXTE — HERPÈS PRÉPUTIAL

BUBONS — VÉGÉTATIONS

MOYENS D'ÉVITER LA CONTAGION VÉNÉRIENNE

SYPHILIS

PAR

LE Dr L.-E. MONNET, ✠, ✠ O.

Lauréat de la Faculté de Paris
Ancien Chef de Clinique Dermato-Syphiligraphique
Ancien Médecin Inspecteur des Écoles de la Ville de Paris
Ancien Médecin de l'Assistance Publique
et de la Préfecture de la Seine

PRIX : 2 FRANCS

PARIS

LIBRAIRIE VIGOT FR

PLACE DE L'ÉCOLE-DE-MÉDECINE, 23

CHEZ L'AUTEUR
17, Place de la Madeleine, 17

SOCIÉTÉ
DES PUBLICATIONS HYGIÉNIQUES
3, Rue Greffulhe (Tél. 242-18)

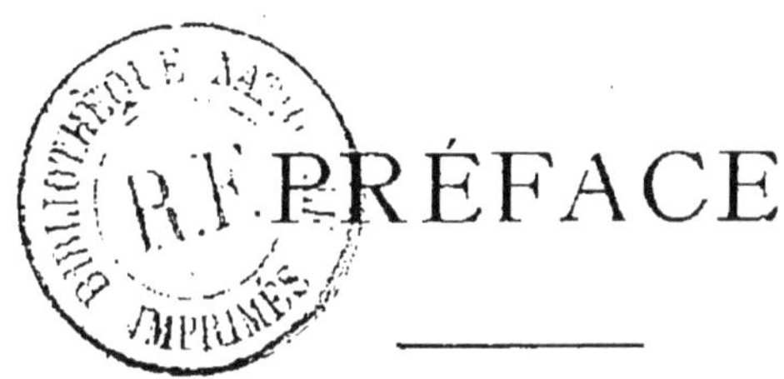

PRÉFACE

Je pense que Brieux, en écrivant *les Avariés,* a rendu à la morale publique un service signalé, mais je crois en outre qu'il a bien mérité de la langue française.

Il me semble que si j'avais eu l'honneur d'être écrivain, ma plus grande joie eût été de doter mon idiome natal d'un mot créé par moi, forgé par mon cerveau, illuminé par ma pensée.

Le sens nouveau donné au mot *Avarié* constitue bien une création réelle. Il apparaît que ce verbe soit né tout exprès pour synthétiser dans sa sonorité jusqu'alors imprécise et vague, toute une évocation de misères et de tristesses. Il abrite derrière le voile de ses lettres composantes la pudeur du médecin qui n'ose pas toujours écrire et prononcer le mot cru, et aussi celle du malade ou du lecteur dont la curiosité et le désir de savoir s'arrêteraient devant un titre aux vénériennes syllabes.

Avariés, c'est un mot désormais admis dans la bonne société. *Syphilitique* ou *Vénérien* n'aurait jamais pu se faire naturaliser chez les bourgeois. Et puis, derrière *Avariés*, on juxtapose à côté de la syphilis, le nom des autres méfaits de Vénus, et tout passe, tout s'admet comme par magie.

C'est le mot d'*Avariés* qui m'a permis d'oser écrire mon livre. C'est pourquoi aussi je me confesse de mon parrainage. Ce mot est si bien dans le langage commun qu'il est devenu pour ainsi dire la chose de tous, qu'il fait partie intégrante de notre patrimoine littéraire, que désormais chacun le prononce sans fausse honte comme le nom d'une vieille et nécessaire connaissance retrouvée après un sommeil inquiet de cauchemar et de songe.

C'est pour les *Avariés* et pour ceux aussi qui ne veulent pas le devenir que j'ai écrit ces quelques pages. J'ai exposé les faits comme ils sont, ou du moins tels que je crois qu'ils sont. J'ai formulé mes conclusions d'après ces faits, et j'ai eu la volonté d'être utile et sincère.

Ces questions d'ordre vénérien touchent de trop près au problème social et familial pour qu'elles restent enfermées dans la pénombre opaque de la fausse pudeur.

L'acte d'amour est le geste éternel d'ivresse passagère auquel la vie doit la vie et l'engendre. Les moralistes eux-mêmes cesseraient de moraliser ou n'auraient jamais pu le faire si ce même geste ne les eût engendrés. Donc, si par une fatalité incompréhensible, mais réelle, la souillure empoisonne la source, faut-il détourner les yeux pour ne la pas connaître, et doit-on ne pas la dévoiler à ceux qui demain y puiseront ?

Les penseurs et les sages venus des quatre vents de l'opinion, sont tombés d'accord pour déshabiller le monstre de ses voiles hideux, pour le faire connaître à ceux qu'il menace, c'est-à-dire tous les humains, pour crier ses méfaits, dénoncer ses horreurs et clamer les moyens de l'abattre ou de le combattre.

A ces voix illustrement sonores, je joins une autre voix très humble, la mienne. Puisse-t-elle aider à guérir celui-ci, à consoler cet autre, à préserver celui-là! Si elle atteint ce résultat, elle aura du moins une excuse d'avoir voulu se faire entendre.

Docteur MONNET.

17, Place de la Madeleine, Paris.

LA BLENNORRHAGIE

LA BLENNORRHAGIE CHEZ L'HOMME

Cela s'appelle dans le langage courant et vulgaire *La Chaudepisse*, ce qui veut dire que le malade éprouve en urinant une sensation d'ardente brûlure et de cuisante chaleur.

Une opinion généralement admise, c'est que la blennorrhagie est une maladie ennuyeuse mais qu'on considère comme peu grave. Il est constant d'entendre chaque jour des malades nous dire, si on les interroge sur leur passé vénérien : « Oh, j'ai eu peu de chose, quelques échauffements, des écoulements, mais ça n'a rien été. » S'ils sont malades au moment où ils consultent, ils vous racontent qu'ils ont bu un peu de champagne, qu'ils se sont excités et qu'ils ont un échauffement sans importance mais qu'ils ne veulent pas garder. Ordinairement ils ajoutent que la femme était saine, qu'ils la connaissent bien ; pour un peu ils affirmeraient qu'elle était vierge. L'amour a d'ailleurs bien d'autres aveuglements ; et le sujet préfère mettre son malheur sur le compte de sa vigueur génitale et de son ardeur amoureuse plutôt que de croire à la contagion. Souvent même (et c'est vrai) ils vous disent : « Mais docteur, je n'ai eu de relations qu'avec ma femme. » Eh bien, ma foi, ce n'est pas toujours à leur dire, mais j'aurais plus de confiance en la lumière du soleil qu'en la vertu de leur femme.

La blennorrhagie et l'échauffement n'ont rien de commun.

L'échauffement est une inflammation de l'urèthre qui coule moins et de manière différente que la chaudepisse vraie. Il se calme en tout cas plus vite et disparaît au bout de quelques jours.

La blennorrhagie est une affection nettement microbienne, sûrement contagieuse et dont le microbe générateur s'appelle le *gonoccoque*. Elle débute 24 ou 48 heures après le coït suspect par des picotements, des chatouillements à l'extrémité de la verge avec sensation légère de chaleur à l'urination. En pressant on peut faire sourdre entre les bords du méat une petite gouttelette, laiteuse, opaline, un peu filante. Et puis progressivement les choses s'enveniment ; il y a douleur aiguë, cruelle surtout au moment de l'émission de l'urine ; c'est la vraie *chaudepisse.*

L'écoulement devient purulent, jaune ou jaune verdâtre. Puis à cette période aiguë succède une période de déclin ; la douleur diminue, l'écoulement devient moins opaque, moins purulent et le canal se sèche.

C'est là ce qui se passe ordinairement, mais

ce n'est pas toujours aussi simple qu'on le croit d'arriver à la guérison.

La blennorrhagie est une affection sérieuse et qui ne doit pas être traitée en quantité négligeable, en bagatelle, en misère !

Elle est sous la dépendance d'une foule de causes et en particulier de causes constitutionnelles qui peuvent modifier la marche de l'inflammation. « Les sujets sanguins, écrit Diday, auront leur *chaudepisse* courte et forte ; les scrofuleux, faible et longue ; les arthritiques la verront s'éterniser (1). »

Lorsque la blennorrhagie devient chronique, elle s'appelle la *blennorrhée*, plus vulgairement appelée *goutte militaire* et ce n'est pas le plus beau de l'histoire des malades, car la blennorrhée est désespérante à guérir. « Si je dois aller en enfer, Messieurs, disait Ricord, je sais le supplice qui m'attend : c'est de me voir entouré de blennorrhéens, m'obsédant de leurs lamentations, de leurs intances, de leur geste significatif pour obtenir guérison. » Ces réflexions humoristiques du vieux maître sont profondément justes.

Je dois à la vérité de dire que les malades deviennent blennorrhéens chroniques souvent par leur faute, par le traitement absurde et inutile

(1) Voir notre livre, *Consultation pour les Arthritiques,* 1 franc, *franco.*

qu'ils ont suivi, par les méthodes curatives dangereuses qu'ils ont employées. Il est bon de dire aussi qu'en dépit de tout, la constitution du sujet peut jouer un rôle considérable dans la chronicité, mais en fin de compte on peut arriver à un résultat si le malade veut être docile, patient, continent.

Un mot encore. La *blennorrhagie chronique, blennorrhée, goutte militaire* est une complication que le malade croit moins grave encore qu'elle n'est. Combien de fois n'ai-je pas vu venir dans mon cabinet de vieux blennorrhagiques que je revoyais après de longues absences pour me dire : « Docteur, je viens vous revoir. J'ai bien encore un petit écoulement, mais ce n'est rien ; une goutte le matin et puis je ne souffre pas. Mais je voudrais bien être débarrassé, vous comprenez, pour me marier. » Leur stupéfaction est profonde quand je leur réponds qu'ils vont commettre là un acte criminel et dangereux. Je leur déclare que cette blennorrhée est encore contagieuse, qu'ils vont sûrement contaminer leur femme.

Je leur explique que nombre de métrites chez la femme n'ont pas d'autre cause. Or la métrite blennorrhagique peut entraîner avec elle une inflammation de toute la région, vagin, utérus, trompes, ovaires, et cela peut être la cause de la stérilité de leur ménage, ou chose plus grave, la cause d'une opération dangereuse pour leur femme qui peut y laisser sa vie. Car, en vérité, c'est ainsi que cela se passe souvent. Je pourrais presque dire que plus de la moitié des troubles génitaux de la femme n'ont pas d'autre cause.

***

Les complications de la blennorrhagie ne se limitent pas seulement à sa chronicité. Elles s'appellent encore la *cystite*, l'*épididymite*, l'*orchite*, le *rhumatisme blennorrhagique*, l'*ophtalmie*. J'en passe d'autres qui sont d'ordre plus spécial et qui relèvent plutôt des livres de science pure que d'une publication vulgarisatrice.

La **cystite** est caractérisée par des envies d'uriner fréquentes et douloureuses ; elle se retrouve chez les blennorrhagiques dans près de 40 % des cas ; souvent elle subsiste après la guérison de la maladie primitive. Le malade souffre abominablement parfois ; il fait de violents et stériles efforts pour uriner, et fréquemment avec les dernières gouttes d'urine apparaissent des gouttelettes de sang. La douleur est telle à ces moments qu'il veut se retenir par la suite d'uriner, ce qui le jette dans une véritable angoisse, le prive de sommeil, lui arrache des plaintes et des cris.

L'**épididymite** et l'**orchite** sont deux termes un peu barbares pour les profanes qui signifient qu'il y a inflammation du cordon spermatique et consécutivement du testicule : le public dit couramment que la *chaudepisse est tombée dans les* *bourses*. C'est une complication assez fréquente de la blennorrhagie, complication très pénible, très douloureuse et d'effets désastreux pour la suite. Le malade éprouve au début, d'un seul côté une sensation de douleur, de lourdeur dans les bourses ; il semble qu'il ait une « balle de plomb tirant sur le testicule, le cordon et les reins » (Diday). La douleur se propage au bas-ventre, le testicule augmente de volume, l'inflammation gagne toute la région, la fièvre s'allume et le malade est obligé de se mettre au lit. Il arrive fréquemment aussi que le tissu du testicule se prend.

De tout ceci, outre la douleur du moment, il peut résulter que le testicule s'atrophie, et que l'homme soit pour ainsi dire démasculinisé.

En tout cas une orchite double laisse à sa suite de l'infécondité, et cet état peut subsister toute la vie ; en tout cas il persiste de longues années. « Or l'infécondité, ce n'est pas seulement l'incapacité de reproduction ; c'est aussi et plus encore l'amertume de la déchéance, l'humiliation, le crève-cœur indéfini. C'est aussi l'interdiction du mariage ou, si le mariage est accompli, la solitude *in æternum* du foyer domestique, la désolation du nid désert, et la maison sans enfants (Fournier) ».

Le **rhumatisme blennorrhagique** est un rhumatisme spécial qui se différencie assez notablement dans sa marche et ses localisations du rhumatisme articulaire aigu. Il est d'abord plus fréquent chez l'homme que chez la femme ; il attaque souvent de petites articulations, telle l'articulation de la mâchoire qu'il peut ankyloser amenant à sa suite une difficulté et parfois une impossibilité définitive de mâcher.

On l'a dit monoarticulaire, c'est-à-dire se localisant à une seule articulation; ceci n'est pas tout à fait exact. Il se déplace moins facilement que le rhumatisme articulaire aigu, mais cependant il peut toucher plusieurs articulations; on a remarqué toutefois qu'il touchait beaucoup moins fréquemment le cœur que le rhumatisme vrai.

Un de nos confrères de Paris, le Dr Auvergnot, a signalé dans sa thèse qu'il attaquait de préférence les articulations qui fatiguent plus spécialement, telle l'articulation du poignet par exemple chez les couturières. Il se fixe souvent au genou, à l'articulation du pied, précisément parce que ces articulations fatiguent beaucoup.

Quoi qu'il en soit, c'est un rhumatisme dangereux parce qu'il est déformant, parce qu'il ankylose fréquemment. C'est là un point extrêmement important, car en effet, au début ce rhumatisme paraît bénin alors qu'au contraire ses suites peuvent être irrémédiables pour l'articulation atteinte.

L'ophtalmie blennorrhagique.- Les aveugles-nés. — Souvenez-vous bien, vous qui avez une blennorrhagie que le pus est extrêmement contagieux. Par inadvertance on porte la main des organes génitaux aux yeux, ou bien on reçoit par ricochet dans l'œil une goutte d'urine infectée de pus blennorrhagique, et cela suffit pour amener une inflammation formidable de l'œil. La marche est extrêmement rapide et violente ; en quelques heures l'inflammation se déclare et arrive à son paroxisme, la douleur est cruelle, atroce parfois, l'œil est tuméfié, gonflé, les membranes s'enflamment et si l'art n'intervient pas, l'œil peut subir la fonte purulente et se vider.

La contagion peut aller d'un œil à l'autre, pendant le sommeil par exemple si l'on est couché sur le côté sain et que le pus coule de l'œil malade dans l'œil préservé. On peut encore la porter avec le doigt en se frottant l'œil malade et en allant sans précaution à l'œil sain.

Donc, veillez à vos yeux, veillez à vos doigts et à vos mains, car il peut en coûter la perte de la vue.

A ce sujet un mot, et des plus importants. J'ai dit déjà que certains hommes blennorrhéens, atteints de goutte militaire se marient, se croyant guéris et non contagieux. Ces maris-là contaminent leur femme. Vienne une grossesse, il y a aussi danger pour l'enfant. Pendant le travail de l'accouchement la petite tête du nouveau-né va rester en contact avec les parois du vagin de sa mère, et là il peut prendre le germe d'une ophtalmie qui est susceptible d'amener à sa suite la fonte purulente de l'œil. Nombre d'aveugles de naissance doivent leur triste infirmité à cette cause de contagion ; d'ailleurs en raison de cela les médecins aujourd'hui procèdent à la toilette de l'œil de l'enfant dès la naissance avec le plus grand soin.

Que ceux qui ne reculent pas devant la possibilité de pareils désastres sondent leur conscience, et j'espère pour eux qu'elle les fera reculer devant l'indignité de leur acte. Un blennorrhéen non guéri ne doit pas se marier, ne doit avoir commerce avec aucune femme, car c'est un contagieux, qu'il le sache bien !

LA BLENNORRHAGIE CHEZ LA FEMME

Les complications sont les mêmes chez l'homme que chez la femme, sauf l'*orchite* et l'*épididymite*, et pour cause ! Ces deux dernières inflammations sont d'ailleurs souvent trop avantageusement remplacées par la *salpingite* (inflammation de la trompe) et l'*ovarite* (inflammation de l'ovaire) qui, si elles amènent la suppuration, peuvent provoquer l'intervention chirurgicale, laquelle peut se borner seulement à donner issue au pus mais dans d'autres cas peut être amenée à enlever tous les organes malades.

La blennorrhagie féminine siège ou bien dans l'urèthre, ou bien dans le vagin, ou dans la matrice elle-même.

La première est la plus fréquente chez la femme et l'inflammation de l'urèthre présente les mêmes symptômes que chez l'homme. Il est bon cependant que la femme se rende compte si elle sent la cuisson quand elle commence à uriner ou bien seulement quand l'urine coule sur l'ouverture vulvo-vaginale; car dans ce dernier cas il ne s'agirait pas de la forme uréthrale.

La forme vaginale vraie est très rare et elle n'offre que des symptômes différentiels appréciables par le seul médecin mais qui ne trouvent pas place dans un traité de vulgarisation.

La forme utérine (*Métrite blennorrhagique*) est avec l'uréthrale la plus fréquente. Elle peut se limiter au col et envahir le corps de la matrice avec propagation aux trompes, à l'ovaire, au péritoine même. C'est la forme grave et aiguë. Mais très souvent, le plus souvent, la blennorrhagie limitée au col est presque indolore, l'écoulement est très peu considérable et l'état chronique s'installe sans que souvent même la femme soupçonne son état. Cette sorte de quiétude et d'absence de douleur permet et autorise les rapports ; la femme est de très bonne foi souvent quand elle dit ne rien avoir, car elle le croit. Là c'est l'homme qui est le volé ; une fois n'est pas coutume !

Une complication fréquente des diverses formes de blennorrhagie chez la femme, c'est l'inflammation de l'entrée des voies génitales ; cette entrée s'appelle la *vulve* et son inflammation la *vulvite*. Cette inflammation est vive, douloureuse ; il se forme un liquide purulent, très fétide ; elle détermine aussi une inflammation consécutive d'une glande spéciale dite *glande de Bartholin* laquelle nécessite une intervention chirurgicale radicale, d'ailleurs sans danger.

TRAITEMENT DE LA BLENNORRHAGIE

CHEZ L'HOMME

Si les excès, excès de table, excès sexuels, excès de surmenage ne suffisent pas pour engendrer la blennorrhagie, ils créent cependant un état de réceptivité plus grand, car le *gonoccoque*, comme tout microbe, éclot et vit plus facilement sur un organisme déprimé. Donc veillez et soyez prudents dans le choix de vos amours faciles, vous tous fatigués ou surmenés.

Les sybarites qui se complaisent dans une voluptueuse indolence au cours des hasards amoureux devront méditer cette phrase de Forgues : « Le péril est surtout grand pour les coïts paresseux et raffinés qui s'attardent. » Il n'est pas moins grand pour ceux, passionnés et violents, qui montent à Cythère au galop fréquent et redoublé de leur impétuosité. A ceux-là le pot-au-feu convient mieux que la bisque, et les repas ordinaires que les menus exceptionnels !

J'indique plus loin dans un chapitre intitulé : « *Moyens d'éviter la contagion vénérienne ?* » une série de précautions et de conseils auxquels je renvoie le lecteur.

***

Ceci dit, un bon conseil à tous ceux qui me

lisent ! Si vous êtes malade, n'ayez pas de fausse honte, allez carrément et tout de suite trouver le médecin. Contez-lui votre affaire, exhibez vos pièces et remettez-vous entre ses mains. Il vous écoutera avec bonté parce qu'il connaît ces misères pour les avoir vues et souvent... pour les avoir eues. Il n'aura aucun mérite à être discret, il y est obligé de par la loi, ce qui peut rassurer les timorés, et de par sa conscience ce qui suffit à tout le monde.

Surtout n'allez pas lire dans un urinoir le nom d'un médecin célèbre qui vous promettra la guérison en trois jours. C'est à peu près comme s'il vous promettait la lune !

Surtout ne vous fiez pas à telles capsules émérites, à telle injection infaillible ! Vous auriez des mécomptes, et de graves.

Ecoutez-moi bien. La blennorrhagie, bien soignée, se guérit ordinairement assez vite; je dis, bien soignée, car si vous la soignez mal, vous lui laissez le temps de s'installer et parfois elle reste. C'est là où vous justifierez le mot de Ricord : « Une *chaudepisse* commence, Dieu sait quand elle finit ! » Quand on s'y prend convenablement, trois à six semaines peuvent suffire. Mais si vous prenez les injections à la période aiguë ou si vous prenez des opiats, vous ferez de mauvaise besogne, de la besogne dangereuse. Si on vous a conseillé d'agir ainsi, ceux qui vous l'ont conseillé sont des ignorants ou des misérables, et vous, vous serez les dindons de cette mauvaise farce.

Pour soigner une *chaudepisse* voici comment on procède ordinairement.

D'abord peut-on la faire avorter ? Ici les auteurs ont des opinions diverses. Les uns affirment, les autres nient. Je crois bien qu'ils ont tous raison, car cela dépend du sujet, de son état, de sa constitution. Moi personnellement je dis volontiers : Essayez ! Si vous allez trouver un médecin dès l'apparition de la première gouttelette, il aura le droit, le devoir de tenter la guérison. Je l'ai fait, j'ai réussi quelquefois. Mais surtout ne tardez pas et présentez-vous vite.

On emploie pour ces cas les injections de nitrate d'argent au 1/100, au 1/30 ou au 1/20 suivant les circonstances, *dont le seul médecin est juge*, et on les laisse en contact pendant 5 à 6 minutes avec le canal de l'urèthre. Ne pisser que 20 minutes après. Deux heures après survient une douleur violente avec gonflement de l'urèthre et sécrétion épaisse et purulente ; tout cela cessera au bout de deux jours, et quatre ou cinq jours après tout est fini.

D'autres médecins préfèrent les grandes irrigations au sublimé (1/20,000 ou bien 1/10,000) ou au permanganate de potasse (1/5,000 à

1/1,000) ; les unes et les autres donnent de bons résultats.

Si je parle de tout ceci, c'est que j'estime que la meilleure manière d'inspirer et de mériter la confiance du lecteur et du malade, c'est de lui dire ce qu'on fait. De cette façon il n'a pas la tentation de le faire lui-même, et dans les circonstances dont il s'agit, qu'il ne s'y avise pas s'il ne veut avoir les pires résultats. Le médecin seul peut et doit agir en l'espèce.

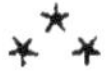

La chaudepisse existe et on ne peut plus l'arrêter. — Voici ce qu'il faut faire :

S'interdire tout rapport sexuel, s'interdire les exercices violents, les boissons alcooliques, les apéritifs, le vin pur, la bière, le café fort, les mets épicés ou acides.

Avoir une existence des plus réglées ; se coucher de bonne heure et éviter un lit trop mou ou trop douillet parce que cela provoque des érections et que celles-ci très douloureuses, sont horriblement pénibles pour le blennorrhagien.

Porter un suspensoir. — Prendre un grand bain tiède tous les deux jours environ.

Eviter la constipation ; entretenir la liberté du ventre.

Au début de la *chaudepisse,* outre les conseils précédents qu'il faut suivre à la lettre, on devra laisser couler, au besoin faire couler. Pour cela on se servira de ce vieux et bon remède qui s'appelle la tisane. Vous prendrez celle que vous voudrez, orge, réglisse, chiendent, graine de lin, stigmates de maïs, racines de fraisier. Faites en un litre et ajoutez dedans un des paquets suivants :

Bicarbonate de soude	4 gr.
Borate de soude.	ââ 1 gr.
Salicylate de soude	
Salol	

Sucrez au sirop de guimauve.

Suivant les cas on emploiera le nitrate de potasse, le benzoate de soude, etc., etc...

A mon avis, le blennorrhagien aigu devra boire abondamment ; si ce litre de tisane médicamenteuse ne lui suffit pas, il en boira davantage sans mettre aucune drogue dedans, ou bien il prendra de l'eau de Vichy, de Vals, de la limonade au citron.

Qu'il se rappelle bien que tout cet ensemble devra être continué jusqu'à ce que l'écoulement de vert soit devenu jaune clair, que la douleur ait disparu, que les érections aient cessé. Là encore c'est au médecin qu'il devra demander le critérium nécessaire. Car c'est à ce moment précis qu'il faudra commencer une autre médication, la médication par les *balsamiques.*

« Mais il faut que celle-ci soit appliquée à son heure, dit le professeur Fournier. Le secret de la guérison réside dans ce dernier point. Il faut donner les balsamiques à temps, ni trop tard, ni surtout trop tôt. » Ceci est profondément juste, rigoureusement vrai, que les malades ne l'oublient pas.

Or la période préliminaire peut durer 8 jours, comme elle peut durer 3 semaines et même plus, il faut savoir ne pas être pressé.

A cette période de la blennorrhagie comme aux suivantes je me suis aussi très bien trouvé d'administrer des boissons fraîches au citron. Le citron, par un mécanisme de transformations chimiques subies dans l'économie qu'il serait trop long d'énumérer ici, se transforme en citrate de soude, alcalin et est par conséquent très indiqué dans le cas présent. C'est un moyen facile, un médicament très simple et qu'on peut aisément se procurer ; de plus il peut être pris sans exciter les soupçons de l'entourage et enfin il facilite la digestion parfois troublée par les drogues ou les médicaments.

Un symptôme profondément pénible, ce sont les *érections nocturnes.*

Je conseille, lorsqu'elles se produisent, au malade de sauter brusquement de son lit et de poser les pieds sur le plancher ou le carreau ; ça lui rafraîchit les pieds... et les idées. Souvent cela suffit pour faire cesser l'érection.

Malheureusement il n'en va pas toujours aussi aisément et dans ce cas force est d'avoir recours aux médicaments. Les bromures, l'opium, l'antipyrine, la belladone seront prescrits suivant les cas. Un bon conseil aussi est de saupoudrer le suspensoir de poudre de camphre et d'en prendre quelque peu à l'intérieur ; le camphre est un bon calmant.

Un moyen que je recommande volontiers encore c'est de prendre un bain de siège à peine tiède le soir au coucher.

Quand l'érection se produit on a encore conseillé de tremper aussitôt les parties sexuelles dans un vase d'eau fraîche ; c'est parfois assez efficace.

Voici la période inflammatoire calmée. L'écoulement continue toujours mais il est moins ardent, moins violent, de vert il est devenu jaunâtre. C'est le moment d'employer les médicaments dits balsamiques, le copahu, le cubèbe, le santal, le kawa-kawa.

Veut-on me permettre ici de céder la parole au professeur Fournier qui a parfaitement résumé la question dans une de ses cliniques de l'hôpital Saint-Louis. — Elle débute ainsi : « Le copahu, le cubèbe, le santal ne doivent pas être utilisés comme abortifs de la blennorrhagie. » Et il développe sa pensée comme suit.

« Sans action sur la blennorrhagie passée à l'état chronique, le copahu, le cubède et le santal deviennent non seulement inutiles, mais, de plus, nuisibles contre toute blennorrhagie qui conserve encore des signes inflammatoires quelconques, si légers soient-ils. Habituellement même, les écoulements chroniques sont le résultat d'un coupage prématuré, obstiné, entêté ! Voulez-vous connaître l'histoire de la majorité — 96 % pour fixer un chiffre — des gouttes militaires? La voici :

Un homme prend, un beau jour, la chaude-pisse. Comme il sait qu'elle ne guérit pas d'emblée, il consent en général, pour un certain temps, à laisser couler avec les tisanes, les bains et la médication hygiénique. Puis, après 6, 8, 10 jours, voire 12 jours pour les plus patients, il commence à désespérer. Il ne se résigne plus et, de son propre chef ou sur des conseils plus ou moins autorisés, il entreprend de couper le mal et il commence l'absorption de tel ou tel des médicaments balsamiques. En 48 heures l'écoulement diminue de 50 %, et le malade encouragé, enchanté, continue. L'amélioration semble progresser, le suintement purulent se réduit de 70, 75, 80 %. Satisfait, le patient se garde bien de supprimer le traitement. Il observe son canal. Celui-ci, dans le courant de la journée, ne tache plus le linge, restant simplement humide, ou bien, il laisse encore passer 2, 3, 4 gouttes. Mais le matin, toujours une goutte, une belle goutte jaune se montre au méat. Le malade absorbe sans cesse la dose quotidienne de copahu. Cela persiste. Il persévère et rien ne change. Cependant il y a une fin, même au copahu. On ne peut pas se repaître indéfiniment de cette drogue. Le patient cesse donc la médication : en 48 heures, l'écoulement se reconstitue. Ecoulement moyen, il est vrai, indolent, non inflammatoire, jaune ou simplement jaunâtre. Voici l'effet du coupage entêté, obstiné. Quelle est, effectivement, la conduite du malade en pareille occurence ? Croyez-vous qu'averti par l'insuccès il va s'adresser à une autre méthode ? Pas du tout. Pendant quelques jours, ennuyé, il ne fait rien. Puis, au bout d'une huitaine, il revient au copahu, au cubèbe et au santal. S'il a échoué avec l'un d'eux, il prend l'autre. Il va du copahu au santal, de celui-ci au cubèbe. Qu'advient-il ? La même chose, exactement, que la première fois. En 48 heures, diminution rapide de l'écoulement, qui cependant ne se tarit pas et persiste sous forme de gouttes, de sérosité, voire seulement de goutte matinale. Il cesse les remèdes, l'écoulement reprend et ainsi de suite. Après une série plus ou moins longue de ces tentatives infructueuses, le patient arrive à ce résultat final : blennorrhée constituée avec retour d'un écoulement plus abondant une fois les remèdes supprimés. Cette chaudepisse modifiée est particulièrement rebelle et mauvaise pour plusieurs raisons. Elle a perdu sa marche cyclique et sa tendance naturelle vers la régression. Sa curabilité est souvent douteuse. Traitez-la par les balsamiques, en effet, vous arriverez toujours au même résultat que maintenant vous connaissez bien, c'est-à-dire à une suppression temporaire, pendant la cure seulement. Ecoutez les malades : ils vous disent que leur affection reste stationnaire, sans aucune tendance à décroître. Sous l'influence d'un excès, il est vrai, elle va augmenter pour revenir ensuite à la situation antérieure. C'est tout ce qu'elle est susceptible de faire.

Les exemples du schéma précédent sont innombrables.

Je veux vous citer le cas d'un malade qui prit environ 9 kilogs de cubèbe et qui fit plus de 1.000 injections sans résultat ! Je dirais volontiers que donner les balsamiques trop tôt ou dès le début de cette affection est la meilleure recette pour... ne pas guérir la chaudepisse. Le coupage prématuré obstiné, en période inflammatoire, est donc une méthode absolument détestable.

Le traitement par les balsamiques lorsque son heure aura sonné devra s'instituer comme suit; c'est la seconde phase de la médication.

D'abord continuer la grande sobriété et les

boissons adoucissantes mais en moins grande quantité dont nous avons parlé plus haut et y joindre la médication suivante :

Baume de copahu	20 gr.
Cubèbe pulvérisé.	30 —
Salol.	5 —
Cachou pulvérisé.	10 —
Essence de Bergamotte	Q. S.

En faire un opiat. On prendra 5 à 10 fois par jour dans du pain azyme une boulette d'opiat de la grosseur d'une noisette.

On peut aussi donner du matico en tisane (10 gr. pour un litre) ou bien en teinture dans une potion (5 à 10 gr.).

Le baume de gurgum, le baume du Pérou, le baume de tolu, le baume du Canada, le benjoin, le kawa-kawa, la térébenthine sont encore des médicaments très actifs que l'on peut administrer suivant les cas et d'après la susceptibilité gastrique du malade ou sa tolérance spéciale. On pourra ajouter à cela soit du bismuth, soit du sous-carbonate de fer s'il y a de la diarrhée, de la poudre de Dower ou de l'opium s'il y a de la gastralgie, etc., etc.

Un excellent balsamique auquel certains auteurs accordent une supériorité c'est l'essence de santal qui se donne à des doses variant de 2 à 8 gr. en capsules de 0 gr. 40 ou 0 gr. 50. Malheureusement le santal est l'objet de falsifications nombreuses qui doivent rendre le médecin très circonspect dans son emploi et très strict sur son origine.

Certains auteurs, Fournier en tête, prétendent qu'il faut peu boire pendant cette période parce que l'urine se charge de principes balsamiques et que la cure se fait mieux ainsi. Ils conseillent de ne boire qu'aux repas et de tromper la soif que donnent les balsamiques avec des fruits, des oranges en particulier.

Je me permets de n'être pas tout à fait de cet avis ; j'estime qu'il y a tout intérêt et tout profit à lixivier les voies urinaires par les boissons, à ne pas trop charger les urines de principes balsamiques que j'ai vus, en trop grand excès, irriter le rein et provoquer une albuminurie passagère ; cet accident ne s'est jamais produit lorsque j'ai ordonné les boissons nombreuses et adoucissantes.

Une bonne formule de balsamiques est celle que je donne plus haut. On prendra une boulette d'opiat toutes les heures (10 par jour); puis le lendemain 9, puis 8, etc., jusqu'à 3. On restera à 3 pendant 4 ou 5 jours.

A ce moment-là la chaudepisse doit être guérie. Si elle ne l'est pas ne nous entêtons pas et cessons.

« Les balsamiques, dit Fournier, ont deux façons de sécher l'urèthre, soit subitement, en 24 ou 48 heures, lorsque l'organe est bien préparé par une médication antiphlogistique convenable, soit lentement, en 8 à 10 jours. Cette période terminée, la guérison doit être obtenue, sinon la partie est perdue. Concluez alors que l'urèthre n'était pas prêt, revenez à la médication antiphlogistique (1) et attendez la chute définitive et véritable de l'inflammation. En s'obstinant, on n'obtient rien de bien. Eterniser les balsamiques, en pareil cas, c'est rendre l'urèthre réfractaire, fatiguer le tube digestif et décourager le malade. »

Une remarque en passant. Si, pendant l'absorption du copahu, le malade voit apparaître une éruption, qu'il ne s'inquiète pas; il s'agit d'une éruption médicamenteuse qui n'a rien d'effrayant et qui cessera vite; cela prouve la susceptibilité du sujet, voilà tout. On sait par exemple que l'antipyrine donne souvent des éruptions analogues ; elles sont de même nature. On cesse momentanément le médicament ou on en change et tout rentre dans l'ordre.

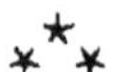

L'injection. — Arrivons maintenant à l'injection. — L'*Injection !!* Il semble bien qu'un traitement de blennorrhagie ne serait pas complet, ne serait pas vrai s'il ne comportait des injections. Sous ce rapport-là, le malade n'a pas besoin d'être suggestionné; il la demande, son injection !

Eh bien ! très souvent, une blennorrhagie bien traitée n'en a pas besoin et guérit sans cela.

(1) La médication antiphlogistique est la médication par les tisanes et les alcalins que nous avons exposée au début du traitement.

Ceux qui ont souffert de ce côté et de cette façon (je vous réponds qu'ils sont nombreux) doivent être ébahis d'une pareille audace et d'une semblable affirmation. Pas d'injections, dans une chaudepisse ! Mon Dieu, oui, ça se voit souvent et c'est possible.

Je fais cependant une concession, qui d'ailleurs est une précaution. J'ordonne volontiers, pendant la durée du traitement, trois injections par jour d'eau bouillie fraîche ou tiède dans le canal après avoir uriné. Ça nettoie, ça calme et le malade en est agréablement impressionné.

Il est des cas cependant où il y a lieu de donner des injections chez certains sujets. Mais le malade doit, sur ce point, en référer à son médecin, car le choix d'une injection peut être imposé suivant telles ou telles conditions. On n'a d'ailleurs que l'embarras du choix, mais il faut savoir choisir. Les substances les plus employées sont :

Le permanganate de potasse.	0.10 à 0.50	°/₀₀.
Le sublimé.	0.05 à 0.10	—
Le nitrate d'argent	0.05 à 0.15	%.
Le sulfate de zinc.	0.25 à 1.00	—
L'acétate de plomb	0.25 à 0.60	—
La résorcine.	0.50 à 1.00	—

Une bonne formule que j'emploie souvent est la suivante :

Résorcine.	0 gr. 75
Sulfate de quinine.	1 —
Phénate de cocaïne	1 —
Eau distillée stérilisée	100 —

Technique des injections. — Tous les blennorrhagiens parlent d'injections; mais la proportion de ceux qui savent se les donner est absolument infime; or une injection mal donnée est inutile ou nuisible. Il y a donc lieu de les instruire et de leur donner, comme l'écrit Diday, une leçon. Je vais la leur donner, en leur citant le maître lyonnais : « Après avoir dûment asepsié les instruments ainsi que les parties sur lesquelles on opère, le liquide est introduit dans le canal comme suit : Ayant choisi une seringue en verre à bec un peu long dont le piston soit assez bien garni pour pouvoir aspirer le liquide, vous prenez entre les trois premiers doigts de la main droite l'instrument à moitié rempli de la solution à injecter, vous en introduisez le bec à 10 millimètres de profondeur, dans l'urèthre, la verge étant élevée. Quant à la main gauche, tandis que le médius et l'annulaire maintiennent exactement le prépuce en arrière du gland, les bouts du pouce et de l'index tirent les parois de l'urèthre de côté (de droite à gauche) de façon à coiffer exactement le bec de la seringue, si bien qu'il ne subsiste entre l'instrument et la face interne du canal aucun intervalle par où le liquide, au moment où il est injecté, puisse s'échapper et sortir.

Tout étant ainsi préparé, vous poussez le piston avec une vitesse telle que la demi-seringuée passe dans l'urèthre en trois secondes. Puis d'un prompt mouvement bien combiné des deux mains, pendant que de la droite vous retirez l'instrument du canal, des deux doigts de la gauche vous fermez l'ouverture du canal, le méat.

Mais comme ces doigts qui pressent l'urèthre rapprochent ses parois dans une étendue d'un centimètre et demi, par conséquent empêchent le liquide de les toucher dans cet espace, et comme cet espace, le premier qui a été envahi par la maladie, est justement celui qu'il importe le plus de modifier par un contact suffisamment direct et prolongé de l'injection, *il faut alors ne tenir le canal fermé qu'avec* la pulpe de l'indicateur appliqué sur son orifice.

Il faut alors attendre une minute, les choses étant dans cette situation ; puis vous refoulez le liquide d'avant en arrière, en pressant la verge entre les deux doigts de la main droite, puis entre les deux doigts de la main gauche, alternativement et successivement portés les uns dessus les autres, depuis le méat, jusqu'au devant des bourses, par un mouvement analogue à celui d'un homme qui monte une échelle en en saisissant alternativement de chaque main les échelons l'un après l'autre. »

Je tiens cette manière de faire pour excellente dans la totalité des cas ; s'il y a des modifications de détail à apporter, des recommandations spéciales à faire, le médecin est là et cela suffit pour que tout soit mis au point.

TRAITEMENT DE LA BLENNORRHAGIE

CHEZ LA FEMME

Chez la femme, comme chez l'homme, il sera bon et utile de recommander le régime sévère que nous avons indiqué plus haut et aussi le système des boissons et tisanes adoucissantes (voir page 19); nous n'y revenons pas.

S'il y a de l'uréthrite, c'est-à-dire de l'inflammation du canal avec douleur en urinant, on pratiquera (le médecin seul peut le faire bien entendu, en raison de la disposition spéciale des organes génitaux de la femme) des injections au nitrate d'argent, au sulfate de zinc, ou bien on les remplacera à demeure par des crayons à la glycérine solidifiée dans laquelle on introduira du salol ou de l'iodoforme.

Le premier devoir devra être de faire des lavages émollients et désinfectants des régions atteintes. L'irritation des régions génitales est considérable, l'inflammation violente et la douleur très aiguë. Contre cet état de choses donner de grands bains tièdes prolongés d'une heure ou même de deux heures; dans le bain la femme aura soin d'avoir les cuisses un peu écartées pour que l'eau du bain puisse baigner les régions génitales externes. On pourra remplacer les bains généraux par des bains de siège, par des lavages émollients à l'eau de guimauve ou de décoction de graines de lin passées au tamis fin.

Le frottement des parties les unes contre les autres pouvant déterminer de l'inflammation, il y a lieu d'intercaler entre les lèvres des tampons de ouate que l'on pourra enduire d'une pommade cocaïnée ; plus tard la pommade sera remplacée par de la poudre, talc, bismuth, etc., etc., mais jamais d'amidon ou de lycopode qui sont des poudres fermentant au contact des liquides, surtout des liquides pathologiques.

Lorsque les douleurs de ce côté sont suffisamment calmées pour permettre l'introduction du speculum ou d'une canule, on devra introduire une canule grillagée que la malade gardera à demeure dans le vagin pendant le bain général ou le bain de siège pour que l'eau aille baigner les régions profondes.

C'est alors le moment de faire des lavages du vagin avec les solutions antiseptiques. On se servira du bock en émail avec tuyau de caoutchouc et canule de verre ; on ne donnera pas plus de 50 à 60 centimètres de pression, c'est-à-dire que la femme assise sur son bidet ne devra pas placer le récipient à une hauteur trop élevée ; elle mettra le bock sur la cheminée par exemple. On se servira toujours d'eau bouillie et on emploiera 2 à 3 litres de liquide contenant soit du sublimé (0,25 pour mille), permanganate de potasse

(0,50 à 1 pour mille), acide phénique à 1 %. Avoir bien soin de promener la canule dans l'intérieur du vagin pour le déplisser et bien nettoyer les culs-de-sac.

Le médecin devra procéder au pansement profond à l'aide de poudres insufflées dans les profondeurs des organes, et aussi à l'aide des ovules de glycérine solidifiée soit au sublimé, à l'iodoforme, à l'ichtyol, à la résorcine, soit à l'aide de tampons de gaze antiseptique, de coton imbibé de glycérine soit pure, soit chargée d'un principe antiseptique. Chéron, de Saint-Lazare, employait beaucoup ce mode de pansement dont il a recueilli les meilleurs effets. Ces moyens de traitement utiles et puissants chez toutes les femmes devront encore être plus surveillés si la femme est enceinte, car il est impossible chez elle de faire le traitement de la blennorrhagie utérine (métrite), et il ne faut pas oublier (voir page 11) que l'enfant peut gagner une ophtalmie purulente avec fonte de l'œil au contact des liquides maternels pendant le travail de l'accouchement.

Les balsamiques chez la femme n'ont pas grand effet ni grande valeur, et leur emploi est loin de donner ce qu'il peut donner chez l'homme ; néanmoins on pourra les employer sans inconvénient si les indications paraissent l'exiger.

La blennorrhagie chez la femme souvent ne

s'arrête pas à la vulve et au vagin. Elle gagne l'utérus et donne alors naissance à la *métrite.*

Ici nous entrons dans le domaine de la haute médecine et je n'insisterais pas si, par l'exposé sommaire du traitement, je ne montrais à quelles graves suites peuvent entraîner les blennorrhagies non traitées.

Cette métrite blennorhagique comme toutes les métrites d'ailleurs se manifeste par une douleur violente dans le bas-ventre que les femmes qui souffrent dans ces régions, même au moment de la période menstruelle, connaissent bien.

Il faut mettre la malade au lit, lui appliquer des cataplasmes chauds sur le bas-ventre. Il faut pratiquer l'antisepsie vaginale et utérine par des injections antiseptiques faibles très chaudes. Mais cela ne suffit pas. Il faut pénétrer dans le col utérin, au besoin le dilater, l'écouvillonner avec un tampon de gaze imprégnée d'une solution antiseptique forte ; on n'hésitera pas à aller plus profondément dans l'intérieur de la matrice si on craint l'infection et on y laissera des mèches iodoformées ou salolées qu'on enlèvera tous les deux ou trois jours. Souvent le curettage s'imposera et parfois aussi l'excision de la muqueuse enflammée. Enfin on devra aussi drainer l'organe suivant les procédés de Verchère. Dans les cas de métrite chronique on se trouvera bien encore des crayons au nitrate d'argent, au sublimé, au sulfate de cuivre, à l'iodoforme, à l'ichtyol.

Si les trompes se prennent, ainsi que l'ovaire, (et c'est là chose malheureusement assez fréquente) il faut alors intervenir chirurgicalement ; c'est la gynécologie opératoire, la castration possible dont nous ne sommes pas un partisan, je prie mes lecteurs de le croire. Mais souvent le dilemme se pose ainsi : l'opération ou la mort !

TRAITEMENT
DE LA
BLENNORRHAGIE CHRONIQUE
OU BLENNORRHÉE

C'est là une affection plutôt désespérante, et je cite plus haut (voir page 7) l'opinion pessimiste de Ricord. Mais je voudrais au moins que les malades sachent bien qu'il dépend d'eux très souvent de ne pas être blennorrhéens ; il suffit de se soigner sagement, scientifiquement, sans vouloir galoper après la guérison qui se dérobe quand on essaye de la violenter. Du calme, de l'esprit de suite, de la persévérance, voilà ce qui importe.

Est-ce donc que ce soit toujours la faute du malade ? Non certes. Cela dépend souvent de sa constitution, de son tempérament propre, de ce que les barbares pontifes appellent d'un mot qui ne signifie pas grand'chose malgré son allure pompeuse, de son idiosyncrasie ! C'est que cette grande question des tempéraments, des diathèses se dresse toujours entre la maladie et le malade.

Le médecin doit compter avec ce facteur important; c'est cet élément qui doit le guider dans la marche, l'opportunité du traitement, et ce n'est pas ici que nous pouvons traiter un sujet qui comporte une bibliothèque et non un livre. Que le malade surtout sache bien qu'une maladie n'est pas une équation algébrique ; elle a des inconnues, elle a des surprises de calcul. Avant d'en accuser son médecin, qu'il s'accuse lui-même ou bien ceux qui l'ont engendré. La diathèse est un héritage transmis ou acquis pour lequel on ne se soustrait pas aux droits d'enregistrement, et tôt ou tard il faut acquitter. Quelquefois, comme dans l'accident blennorrhéen, on paye double droit !

C'est pourquoi, chez un blennorrhéen chronique, le traitement général et constitutionnel joue un rôle immense. A ce lymphatique conviendra l'huile de foie de morue ou les glycérophosphates, à ce nerveux les bromures ou la belladone, à cet anémique les toniques ferrugineux, à cet arthritique les lithinés, à ce syphilitique la médication spécifique, etc., etc. Cela paraît de la médication lointaine. Pas du tout, c'est de la médication de cause, et c'est souvent, c'est toujours la meilleure.

Devra-t-on s'en tenir à ce seul traitement ? Non pas. Et le traitement local s'impose.

Ici les *injections* sont utiles, et c'est là surtout qu'on devra les employer. Je ne reviens pas sur les formules diverses de ces préparations parce que je les ai énumérées plus haut. Ce que je peux dire c'est qu'elles doivent être variées et appropriées suivant les cas et que tel auquel conviendra le nitrate d'argent pourra ne pas bien se trouver du sublimé, de la résorcine, etc.

Ce qu'il faut savoir par exemple, c'est que ces

injections devront se prendre toujours après avoir uriné, et se renouveler trois ou quatre fois par jour, se prendre surtout le matin au lever et le soir au coucher et une ou deux autres fois dans la journée.

On a inventé récemment les *bougies médicamenteuses* à la glycérine solidifiée qui rendent souvent de grands et importants services. C'est un bon moyen parfois, impossible dans d'autres et que l'on doit surveiller de très près.

Quand la blennorrhée est ancienne et bien localisée on aura recours aux *instillations* avec une solution de nitrate d'argent à *0,50* ou *1* pour *30* ou *40 ;* cette pratique a donné fréquemment de très heureux résultats.

Comme médication interne, je conseille d'employer les tisanes adoucissantes et les alcalins ainsi qu'il a été dit plus haut ; c'est un moyen hygiénique très utile et très indiqué.

Les balsamiques (cubèbe, copahu, santal, etc.) sont ici très discutés. Le professeur Fournier dont j'ai cité plus haut l'opinion ne s'en montre pas partisan et en condamne l'emploi dans la blennorrhée. M. Bouilly écrit : « La médication interne ne donne que des résultats très incertains dans le traitement des uréthrites chroniques; l'essence de santal et les balsamiques, à petites doses longtemps prolongées, tarissent cependant quelquefois des écoulements chroniques. » Je crois en effet, et c'est là une question de doigté pour le médecin, qu'il faut savoir employer ou ne pas employer tel médicament chez tel malade et à telle période de son affection. En somme revient toujours cet adage médical si profondément vrai : « Il n'y a pas de maladies, il n'y a que des malades ! » Et le rôle du médecin est de faire marcher de pair le malade et son affection dans le chemin souvent raviné de la guérison !

Enfin terminons cet exposé, plutôt peu rassurant, du traitement par cette citation de Ricord :

« Une chaudepisse, disait l'éminent maître à ses auditeurs, commence, Dieu sait quand elle finira. C'est que la goutte militaire est intimement liée à l'existence du rétrécissement. Aucune substance, poussée par injection, ne peut agir sur la lésion ; en détruisant l'obstacle, les agents médicamenteux agissent, et le foyer purulent se vidant au dehors, la source du pus se tarit elle-même. »

Le Dr Larroudé dans sa thèse termine ainsi son travail : « Etant donné que la goutte militaire est extrêmement difficile à guérir par les moyens ordinaires, lavages, injections, instillations, on doit tenir compte des modifications imprimées à la muqueuse uréthrale enflammée et de la guérison consécutive au moyen de l'électrolyse. » (1)

(1) Nous traitons cette question plus loin dans le chapitre relatif aux rétrécissements de l'uréthre.

Chez la femme les organes génitaux externes peuvent être le siège de lésions chroniques avec inflammation glandulaire lente et progressive qui amène parfois des abcès (*Bartholinite*). Le médecin devra les traiter avec le galvano-cautère ou thermo-cautère.

Pour la vaginite chronique, injections et bains comme il a été dit plus haut (voir *Traitement de la blennorrhagie chez la femme)* et tamponnement avec de la gaze iodoformée, de l'ouate salicylée, etc.

Le traitement de la métrite a été exposé plus haut (voir page 35).

RÉTRÉCISSEMENTS DE L'URÈTHRE

C'est là une des complications très fréquentes de la blennorrhagie. Quand ce rétrécissement est créé, il entraîne avec lui un état blennorrhéen chronique désespérant contre lequel ne peut aucune médication.

Le rétrécissement blennorrhagique siège toujours en un même point, dans le cul-de-sac du bulbe, et s'accompagne souvent d'autres rétrécissements occupant la fosse naviculaire, la racine de la verge, etc. Sa longueur est faible et ne dépasse généralement pas deux centimètres ; quant à la forme, elle est absolument variable.

Le *début* du rétrécissement est le plus souvent

insidieux. A la période d'*état*, on observe les *symptômes* suivants : tout d'abord, il existe des troubles de l'urination. Celle-ci est progressivement difficile : le jet d'urine est modifié dans sa forme, dans son volume et dans sa force de projection; les malades ne peuvent plus projeter leur urine au loin; ils en sont contraints à *pisser sur leurs bottes*. Après l'urination, l'urine, qui s'était accumulée derrière le rétrécissement, s'écoule goutte à goutte, produisant ainsi une variété particulière d'incontinence. En raison même du rétrécissement, les malades sont obligés de faire des efforts considérables et continus pour uriner ; il peut se produire, pendant ces efforts, différentes complications, telles que hernies, prolapsus du rectum, hémorragies cérébrales. Au bout d'un temps plus ou moins long, apparaît l'incontinence, d'abord diurne, puis continue, due à ce que « le sphincter vésical, « forcé, laisse arriver l'urine jusqu'au rétrécis- « sement à travers lequel elle filtre goutte à « goutte (Guyon). A cette période, l'état géné- « ral du malade s'altère : il existe des troubles « digestifs, de la fièvre, etc., ces troubles rele- « vant tous de la rétention d'urine ». Les signes physiques « sont fournis par l'examen du ca- « nal à l'aide de l'explorateur à boule olivaire « n°s 18 à 21. Quand ces instruments entrent « dans la vessie sans rencontrer d'obstacle, il n'y « a pas de rétrécissement. S'il y a des rétrécis- « sements, des boules de moins en moins volu-

« mineuses sont choisies jusqu'à ce que l'une « passe à travers l'obstacle : au retour, le talon « de l'instrument rencontre une résistance sem- « blable à celle de l'aller. La sensation de res- « sauts parfois multiple et râpeuse, ainsi perçue, « est caractéristique » (Bouilly). Il faut bien savoir que, parfois, le rétrécissement est infranchissable, même aux plus fines bougies.

Le *diagnostic* repose sur la constatation des signes précédents. L'*hypertrophie de la prostate* se développe chez les vieillards ; les troubles de l'urination surtout nocturnes, les signes physiques sont perçus au niveau du lobe moyen de la prostate, bien au-dessus du cul-de-sac du bulbe. Le *spasme* ne résiste pas à un instrument métallique, qui est arrêté infailliblement par la sténose.

L'*évolution de la maladie* est essentiellement chronique; les complications les plus fréquemment observées sont l'infiltration et les fistules urinaires, les abcès urineux, la fièvre urineuse, la rétention aiguë d'urine. Aussi, le *pronostic* est-il grave.

Le *traitement* consiste à dilater le point rétréci : il s'adresse, suivant le cas, à la dilatation permanente, à la dilatation temporaire, à l'urétrotomie externe ou interne. La *dilatation permanente* se propose de laisser à demeure, dans le canal de l'urèthre, l'instrument avec lequel on a pu franchir le rétrécissement ; elle s'applique surtout aux rétrécissements difficiles

(Bouilly) : la *dilatation temporaire* que l'on pratique avec des bougies flexibles en gomme ou avec des bougies métalliques (Béniqué) se propose de ne laisser séjourner que peu l'instrument dilatateur. L'*urétrotomie interne* est indiquée dans le rétrécissement du méat et, d'une manière générale, dans tous les rétrécissements difficiles à franchir ; enfin, l'*urétrotomie externe* incise le rétrécissement de dehors en dedans et s'applique surtout aux rétrécissements traumatiques (1).

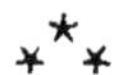

Pour être complet, citons ici l'opinion du Dr Fort sur cette question si délicate du traitement du rétrécissement :

Les malades qui nous consultent pour la goutte militaire sont légion. Invariablement, ils nous racontent qu'ils ont dépensé des sommes fabuleuses pour traiter leur écoulement mais en vain. Tous ont épuisé la série des capsules balsamiques, les pilules spécifiques et les opiats; ils ont été traités par les instillations au nitrate d'argent, et finalement, découragés, ils n'ont plus rien fait. Quelques-uns conservent avec indifférence ce sale écoulement qui ruine leur santé et qui les expose à détruire celle des femmes bien portantes.

Depuis un grand nombre d'années, nous nous

(1) *Monde Médical.*

sommes attaché à l'étude de cette question. Dès que nous avons reconnu que toute goutte militaire est entretenue par un ou plusieurs rétrécissements, nous avons toujours suivi le même système et nous n'avons eu qu'à nous en louer. Le diagnostic du rétrécissement étant fait, nous rendons à l'urèthre son calibre normal en détruisant les rétrécissements au moyen de l'électrolyse linéaire. Le traitement de l'écoulement n'est plus ensuite qu'une question de semaines. Au moyen d'un traitement approprié, l'écoulement disparaît en un laps de temps variable de quelques semaines à 3 ou 4 mois. Il est exceptionnel que l'écoulement dure plus longtemps, mais quelle que soit la durée, il cède toujours à ce traitement. Il ne faut pas oublier que l'électrolyse a le pouvoir d'entraver la prolifération des bactéries et même de les tuer, ainsi que l'ont démontré les travaux de Cohn, de Prochonnichk, Speath, Beno, Mendelsohn, etc.

Ce sont là les données les plus neuves, les plus récentes que nous ayons sur les modes divers du traitement des rétrécissements. J'expose les pièces du procès. Je souhaite qu'aucun de mes lecteurs n'ait à développer de conclusions.

CHANCRELLE OU CHANCRE MOU

CHANCRE MIXTE

La *chancrelle* ou *chancre mou* se manifeste trois à quatre jours après le coït suspect. Elle débute par une petite érosion, plaque ou pustule. Au centre de cette lésion primitive se montre un petit point blanc ; puis progressivement la lésion s'étend et se creuse de façon qu'elle peut avoir 4 à 5 millimètres de diamètre. Ses contours sont ronds, sa base est parfaitement souple (ce qui permet le diagnostic différentiel avec le chancre induré); le fond est anfractueux, déchiqueté et couvert d'une matière blanc grisâtre ou jaunâtre et très adhérente, comme couenneuse. Les bords sont décollés et comme frangés.

La *chancrelle* est souvent *multiple* (nouveau caractère différentiel avec le chancre induré) ; lorsqu'il y a sur une même région plusieurs chancrelles elles présentent alors des configurations diverses et multiples par suite des accolements possibles des diverses ulcérations.

La douleur de la *chancrelle* est violente parfois, toujours pénible. C'est encore un caractère qui la différencie du chancre induré, lequel est toujours indolore.

Enfin la chancrelle est *réinoculable*. C'est-à-dire que lorsque l'on ignore si l'on a affaire à un chancre mou ou à un chancre induré, on tranche la question en inoculant le pus du chancre sur une région quelconque du sujet. S'il y a inoculation, le chancre est mou ; donc pas de syphilis.

Toutefois, ne crions pas immédiatement victoire. Car le chancre peut être à la fois *mou* et *induré*, c'est-à-dire que dans le coït impur on a fait coup double et on a gagné deux chancres au lieu d'un. Cependant, ordinairement le chancre induré ne naît sur le chancre mou que plusieurs jours, plusieurs semaines même après l'apparition de ce dernier, car le chancre induré est infiniment moins précoce à son apparition. Ce chancre mou et induré à la fois se nomme le CHANCRE MIXTE. Il a fait couler jadis des flots d'encre; les uns voulaient qu'il fût syphilitique, les autres qu'il ne le fût pas. Ce sont ces derniers qui avaient raison, et la question valait la peine d'être tranchée.

Si j'insiste sur tout ceci, je voudrais que le lecteur en tirât une conclusion utile, à savoir qu'il n'est pas aisé de conclure tout seul. Ces questions qui paraissent très simples de prime abord sont au contraire très complexes, très délicates et il faut une grande habitude de toutes ces choses pour guider son jugement et pour instituer un traitement.

Donc le *chancre mou*, la *chancrelle*, n'a rien de commun avec la syphilis. Il est inoculable aux animaux (chat et singe) tandis que le virus syphilitique est spécial à l'homme seul. C'est, entre parenthèses, un avantage dont nous nous passerions bien !

La chancrelle dure quatre à cinq semaines dans les cas ordinaires. Ses bords s'affaissent, le fond se déterge, bourgeonne, et la guérison se fait de la circonférence au centre.

Un des graves dangers de la chancrelle, c'est le *Phagédénisme*. Il constitue une redoutable complication du chancre mou, complication encore assez fréquente. Il a comme étymologie un mot grec qui signifie *faim dévorante*. Le chancre phagédénique ronge et mange les chairs soit dans tous les sens à la fois, soit le plus souvent dans un sens alors qu'il se cicatrise dans le sens opposé; l'extension peut être indéfinie et impossible à arrêter; on a vu le phagédénisme ronger des régions entières du corps.

Je dois ajouter pour être complet que le *phagédénisme* est quelquefois une complication du chancre syphilitique (Ricord).

La *gangrène locale des organes génitaux* peut encore être une complication du chancre mou.

Ces deux complications redoutables, phagédénisme et gangrène, doivent être envisagées, mais elles sont beaucoup plus rares cependant que l'adénite suppurée, vulgo *Bubon* qui accompagne la chancrelle; ce dernier accident est presque la règle (1).

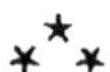

Le siège de la chancrelle est variable. On le trouve sur la verge, à l'entrée de l'urèthre, au repli du prépuce, au frein de la verge, à l'anus, au fourreau où il est plus douloureux qu'ailleurs à cause des érections possibles.

Chez la femme, la chancrelle siège sur la muqueuse vulvaire. « On la rencontre, dit Clerc, très fréquemment sur la fourchette, sur les plis et sur les bords des petites lèvres, à l'orifice du méat urinaire et à l'entrée du canal, sur le clitoris et son prépuce et dans le voisinage. Elle est plus rare sur les grandes lèvres et nous ne l'avons pas fréquemment observée sur la peau qui avoisine les organes génitaux.

Celles du vagin ne sont pas communes: les 8 ou 10 que nous avons rencontrées étaient situées à l'extrémité supérieure du vagin, dans le voisinage du col. »

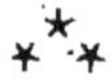

Le *traitement* de la chancrelle se fait en transformant la plaie virulente en plaie simple, en la

(1) Voir le chapitre *Bubon*.

cautérisant avec l'une des substances suivantes : chlorure de zinc à l'état déliquescent ou en solution au 1/10, acide phénique pur ou alcool phéniqué au 1/10, nitrate d'argent en solution au 1/20, tartrate ferrico-potassique en solution au 1/6.

Une température élevée et suffisamment prolongée pouvant atténuer ou même détruire le virus chancreux, conseiller de baigner la verge pendant un quart d'heure trois fois par jour dans de l'eau à 45°.

Quand la virulence du chancre paraît éteinte, cesser les cautérisations et faire des pansements avec de l'ïodoforme, de l'alcool, du salol, de l'aristol, du dermatol (1).

Contre le *phagédénisme* les moyens précédents sont aussi excellents. Si l'ulcération résiste, cautériser largement, cruellement, sans omettre un seul point malade, ou bien encore râcler énergiquement. Ceci rentre dans la chirurgie active.

Et ceci montre encore que toutes ces misères vénériennes, à leur début ne doivent pas être traitées par une indifférence imprudente.

(1) Debove et Gourin (Formulaire).

HERPÈS PRÉPUTIAL

Toutes les affections des organes génitaux en général sont profondément ennuyeuses pour les malades qui en sont atteints. Mais je n'en connais pas de plus prodigieusement agaçante que l'*herpès préputial*. Il est douloureux, il est tenace, il est récidivant ; ce dernier adjectif sert même à le dénommer, car on l'appelle *herpès récidivant du prépuce*. Ah ! l'angoisse des malades, leurs alarmes ! « Guérissez-moi, je vous en supplie, ou je vais me tuer ; je n'y puis plus tenir ! » En effet cette maladie produit un effet démoralisant. Le malade se croit toujours atteint de maladie vénérienne, de syphilis, de chancrelle ; il arrive comme un fou et vient vous demander votre diagnostic comme un arrêt. C'est que, d'ailleurs il le faut bien constater, l'herpès s'il n'est pas syphilitique, est souvent cause de syphilis ou bien de chancrelle, parce que c'est une porte ouverte à toutes les infections.

L'herpès préputial reparaît à intervalles souvent très rapprochés, tous les deux mois, quelquefois plus, quelquefois moins. Il se manifeste d'abord par des démangeaisons et des picotements, puis par une inflammation de la muqueuse sous forme de plaques rouges ; sur le milieu de ces plaques se forme bientôt une petite vésicule pleine d'un liquide transparent, ou légèrement citrin. Ces vésicules se rompent soit spontanément soit sous l'influence du grattage; en se réunissant elles peuvent parfois donner naissance à une ulcération assez étendue. Le liquide une fois épandu, une croûte se forme et l'érosion herpétique marche vers la guérison. Tout ceci dure de quatre à huit jours pendant lesquels le malade souffre parfois beaucoup ; il peut y avoir de l'œdème, de la rougeur, une inflammation avec lymphangite superficielle.

Les causes de l'herpès tiennent à une chancrelle antérieure, à une blennorrhagie, à un chancre précédent. « Cette maladie peut aussi être causée par le manque de soins de propreté journalière de la muqueuse du prépuce et du gland, par le coït à l'époque des règles ou lorsqu'il existe quelque écoulement muqueux non vénérien du vagin ou des lèvres de la vulve. (Littré et Robin.) »

Toutes ces causes ne sont à mon avis que des occasions. La cause unique et vraie réside surtout dans la constitution du sujet, lequel est un arthritique, un herpétique ou quelquefois les deux à la fois. Les traitements locaux ne feront rien d'utile et de durable si l'on ne fait pas intervenir le traitement de la cause, et il faut agir sur le tempérament, sur le fond même du sujet (1). Encore une fois revient sous ma plume cette phrase que je voudrais faire entrer dans le cerveau de tous les humains : pour empêcher la graine de pousser, il faut amender le terrain. Ici, dans le cas spécial, cette vérité trouve son éclatante confirmation.

J'ai pu constater dans ma clientèle des faits très curieux sur ce sujet. C'est ainsi que je connais des hommes qui ont des poussées d'herpès régulières pendant leur séjour à la ville au milieu des tracas et des affaires, et qui voient ces poussées disparaître pendant le repos des vacances. D'autres fois c'est sous l'influence d'une peur, d'un chagrin, d'une joie que surviennent des poussées formidables.

Un changement de nourriture, un bon dîner, un excès de table, si léger soit-il, donnent de l'herpès préputial chez des sujets prédisposés.

En somme l'herpès est une maladie de la peau (2), une dermatose qui éclot sur un terrain arthritique ou herpétique comme c'est la règle.

En tête du *traitement* de l'herpès génital il faut inscrire comme règle absolue la *fidélité conjugale*. N'ayons qu'une femme, c'est formel

(1) Voir notre livre : *Consultations pour les Arthritiques* (Prix 1 franc) où ce sujet est traité tout au long.

(2) Voir notre livre *Peau et Estomac* (Prix 1 franc).

et indispensable. Tant il est vrai que la morale et la médecine, ici comme toujours montrent leur indissoluble union ! Voilà qui va à l'encontre de la loi de Mahomet et qui n'engagera pas les Européens à imiter la conversion célèbre de notre excellent confrère et ancien député, le Dr Grenier ; pour être vrai d'ailleurs, je dois dire que celui-ci n'est pas allé jusqu'à la polygamie dans son observance des lois de l'Islam ! Soyez *constants*, messieurs les herpétiques, si vous n'êtes pas *continents;* sans cela les équipées extra-conjugales peuvent vous laisser de cuisants souvenirs, ceux de l'herpès... sans compter les autres. Qu'on ne croie pas surtout que ce conseil, que cette règle, soit une boutade; c'est l'expression exacte de la vérité, l'enseignement formel de l'hygiène appliquée.

S'abstenir de tout rapport conjugal pendant les périodes d'éruption constitue un autre précepte rigoureux.

On prendra des bains émollients, on fera des lotions avec des solutions chaudes de sublimé (0,25 par mille), de résorcine (1 %), de sulfate de zinc. On poudrera ensuite avec du salol, du dermatol, de l'iodol, de l'iodoforme en interposant un bourrelet d'ouate entre le prépuce et le gland. Il y aura lieu parfois de faire des cautérisations au nitrate d'argent. Dans tous les cas on calmera la douleur à l'aide de préparations de morphine, de menthol, de cocaïne.

L'herpétique suivra un régime sévère (1), et évitera tous les écarts d'alimentation..

Pour prévenir les rechutes, le malade devra être d'une rigoureuse et quotidienne propreté du côté des organes génitaux. Il y aura lieu de conseiller à certains les bains astringents et les lotions alcoolisées pour tanner la muqueuse du prépuce. Puis si la peau est sèche, onctionner avec un corps gras, vaseline, pommades au bismuth, au calomel, à l'oxyde de zinc; ou bien autrement poudrer avec du bismuth, du tannin, du talc.

(1) Voir notre livre *Consultations pour les Arthritiques* (Prix 1 franc *franco*).

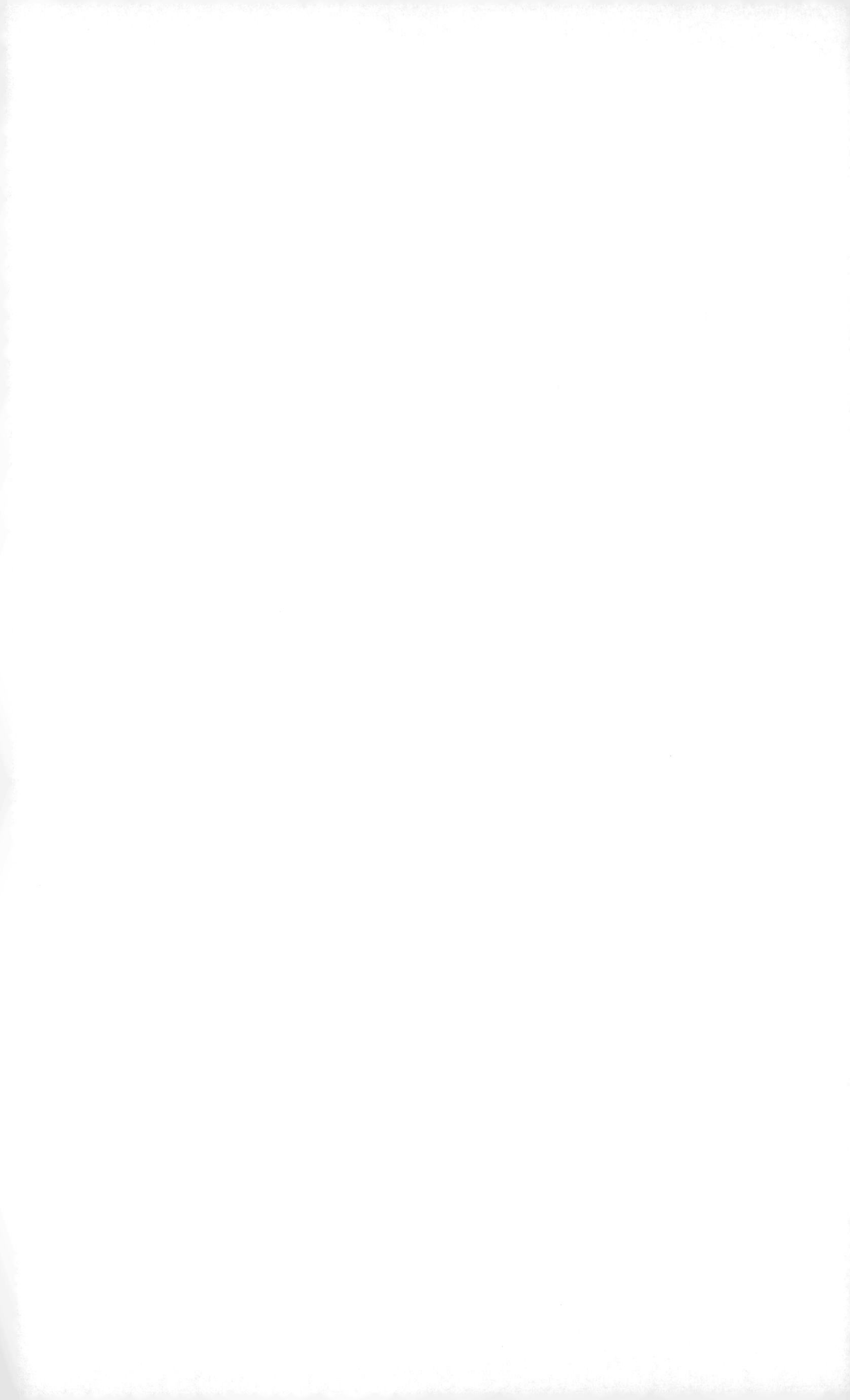

LE BUBON OU POULAIN

Le *Bubon* vulgairement appelé *Poulain* est une inflammation des ganglions lymphatiques dont le siège est subordonné à celui du chancre qui l'occasionne. Dans le cas de chancre vénérien, il siège au pli de l'aine. Il se montre ordinairement du huitième au quinzième jour du début de l'infection, quelquefois plus tôt, comme aussi il peut n'apparaître que six semaines ou deux mois après.

La région s'empâte, s'endolorit puis s'enflamme. Cette inflammation se traduit par des élancements, de la rougeur superficielle et enfin la formation de pus.

Dans la syphilis le bubon ordinairement ne s'enflamme pas et reste indolore; je dis ordinairement, car dans certains cas et sur certains tempéraments (lymphatiques, scrofuleux) l'adénite peut s'enflammer et s'abcéder.

Dans le chancre et dans l'herpès, il y a tendance plus marquée à l'inflammation. Dans la chancrelle le bubon peut se transformer lui-même en chancrelle profonde; son pus est extrêmement virulent.

Comme *traitement*, on conseillera le repos ou tout au moins on défendra la marche et la fatigue. Cataplasmes de farine de lin ou de fécule de pomme de terre, révulsion à la teinture d'iode ou au vésicatoire liquide pour arrêter l'inflammation. Diday défend les sangsues, et je suis bien de son avis. Application d'onguent mercuriel double.

Si, malgré cela, le bubon continue à vouloir s'abcéder, ouvrir résolument, ce qui est facile et sans douleur avec la cocaïne ou le chlorure de méthyle (stypage), ou encore injection de nitrate d'argent (au 1/10 ou au 1/30) dans la plaie ou de teinture d'iode. Faire l'antisepsie complète et parfaite de la région.

VÉGÉTATIONS

Les *Végétations* sont appelées *Condylomes*, ou encore *Crêtes de Coq*, *Choux-fleurs*, *Poireaux*.

Je les place ici, dans ce livre, non qu'elles rentrent dans la classification des maladies vénériennes, mais parce que le public le croit et qu'il faut détruire une erreur et la combattre. On les rencontre chez des gens absolument sains au point de vue vénérien, et elles peuvent naître en dehors de toute contamination sexuelle. Il suffit d'une irritation locale pour les faire naître, quelquefois aussi de la malpropreté.

Ce sont en somme des *verrues*, elles sont de même nature et de même origine. Il y a des tempéraments prédisposés aux verrues, des *peaux à verrues*, et par suite prédisposés aux condylomes ou végétations; souvent en effet elles apparaissent chez des gens ayant eu antérieurement des verrues.

Les végétations sont constituées par des excroissances charnues, siégeant autour ou à l'intérieur de l'anus, au périnée, au prépuce, et aux parties génitales de l'un et l'autre sexe.

Elles sont constituées par une trame de tissu lamineux et elles affectent des formes variées qui correspondent aux termes pittoresques dont le public les a nommées. Ces lames de forme diverses sont ordinairement soutenues par un pédicule qui leur forme comme une racine; cette racine ou base peut être ou ronde, ou large, ou allongée, ou aplatie.

Ce sont des excroissances gênantes, désagréables qui sont susceptibles de s'ulcérer. En tout cas elles sécrètent un liquide spécial qui leur donne une odeur parfois repoussante.

Quand elles existent, il faut les détruire, c'est là l'indication formelle et absolue.

Nous avons à notre disposition un certain nombre de caustiques locaux, la teinture d'iode, le nitrate d'argent, l'acide chromique en solution concentrée, l'acide acétique pur ou encore l'acide trichloracétique.

On a recommandé aussi l'emploi de la poudre de sabine, ou des pommades arsenicales ou encore les pâtes résorcinées.

Quand ces moyens ne réussissent pas, employer les ciseaux, le thermo-cautère, l'anse galvanique.

Si l'on veut éviter les récidives, il faut détruire les végétations en une seule séance.

On recommandera au malade la propreté rigoureuse des régions malades après la destruction, le savonnage antiseptique et fréquent. On poudrera, pour sécher, avec des poudres à base d'oxyde de zinc, de calomel, de talc.

MOYENS

D'ÉVITER LA CONTAGION VÉNÉRIENNE

Une Leçon de Choses.

A parler vrai, les moyens d'éviter la contagion sont toujours problématiques et sujets à caution. Il en existe cependant et nous les allons énumérer.

La syphilis ne pénètre pas par effraction ; elle entre par une porte ouverte, c'est-à-dire par une excoriation, si minime soit-elle, de la muqueuse. Que cette porte ouverte soit une simple éraflure en coup d'ongle, une vésicule d'herpès, cela suffit et le virus peut pénétrer. C'est là une chose dont il faut bien se pénétrer.

Avant de pratiquer l'acte il y a lieu d'examiner son conjoint, de voir s'il ne porte pas des taches suspectes, d'apparence cuivrée ou couleur jambon, s'il n'a pas d'excoriations à la commissure des lèvres. Tâcher de jeter des coups d'œil aussi indiscrets qu'amoureux d'apparence sur les régions génitales. Et puis se souvenir du précepte de Diday : « En feignant de badiner, tâter les ganglions sous-occipitaux, et renoncer (ou se refuser) à tout sujet chez qui ils paraîtraient engorgés. » Explorez aussi le pli de l'aine et soyez bien réservé, tout à fait même, s'il présente des ganglions *indolores*.

Tout ceci, j'en conviens, n'est pas d'un poétique extrême, et j'entends déjà dire à ceux qui me lisent que mieux vaudrait alors renoncer aux joies de l'amour. Ma foi si elles menacent de se compliquer de jeux de hasard, ce sera peut-être plus prudent et c'est bien mon avis. Mais cet avis prévaudra-t-il, c'est douteux, et il est plus que certain que la sagesse ne reviendra qu'après la courte ivresse.

En admettant que l'impulsion sensuelle ne vous laisse pas le temps ou la possibilité d'être un fou raisonnable, soyez au moins prudent. Comme on n'est jamais sûr de l'intégrité de la muqueuse, comme la porte d'entrée peut bien être entrebâillée seulement, ayez soin de clore les issues et pour cela il faut enduire la verge d'un corps gras, de vaseline par exemple qu'on peut toujours porter sur soi en un tube d'étain malléable comme celui des couleurs de peinture. C'est un bon moyen et assez efficace pourvu qu'on... ne s'attarde pas trop et qu'on enlève vivement les choses.

Il y a bien aussi l'enveloppe membraneuse, la redingote britannique comme disent les railleurs, le condom (si j'ose m'exprimer ainsi) comme disent les médecins. C'est un bon préservatif, mais il n'est pas infaillible, tant s'en faut.

Et puis vraiment en voilà un qui manque de poésie !

Lorsque l'acte sera fini, je suis déjà plus tranquille, car la sagesse va revenir et la vengeresse frayeur *Initium sapientiæ timor... verolæ !* Je ne sais pas si c'est bien latin, mais c'est certainement vrai. Alors, précipitez-vous du côté de la cuvette, emplissez-la d'eau fraîche et plongez-y tout, la hampe et le drapeau. Procédez à un lavage en règle de toutes ces parties, savonnez même si vous le pouvez et essuyez sans brutalité mais avec précision.

Ces ablutions, le contact de l'eau fraîche vont susciter l'envie d'uriner. Profitez-en et n'y résistez pas, mais urinez d'une certaine façon. « Appuyez, écrit Diday, la pulpe d'un doigt sur l'orifice. Ceci fait, *poussez l'urine* avec force tout en l'empêchant avec ce doigt de sortir ; après 5 ou 6 secondes, brusquement lâchez tout. L'urèthre est ainsi balayé de tout ce qu'il pouvait contenir de contagieux ; ce procédé est applicable aux deux sexes. — Voulez-vous, ajoute le même auteur contre la blennorrhagie, un supplément de garantie... Faites aussitôt après une injection de vin ou d'eau vinaigrée que vous garderez une minute (j'avertis que cette minute paraît longue). Pour que cette injection serve et ne nuise pas, il y a deux règles à observer : n'introduire dans le canal que le contenu d'un quart de seringue et ne pas repousser le liquide d'avant en arrière ; fermer l'urèthre, j'aime à le répéter, non en pinçant l'extrémité, mais en appliquant un doigt sur son orifice (1). »

S'il s'agit d'une femme, il sera de toute nécessité qu'après comme avant le coït elle procède à la toilette des régions génitales extérieures, et qu'après surtout elle procède à une injection vaginale, soit avec du sublimé (0 gr. 25 par litre d'eau bouillie si possible) soit avec quatre ou cinq cuillerées de vinaigre par même quantité d'eau.

Ce sont là, je le répète, de bons moyens de préservation, mais je tiens à bien spécifier qu'ils n'ont rien d'infaillible, rien de formel. En tout cas ils peuvent être utiles, c'est là l'essentiel. N'eussent-ils pour résultat que d'éviter quelques cas de contagion, ou bien leur prosaïque et apparente difficulté ne fît-elle qu'empêcher certains de se livrer à de suspects rapprochements que leur valeur ne serait pas contestable.

(1) Voir *Technique de l'Injection* au chapitre *Blennorrhagie*.

LA SYPHILIS

> Il faudrait qu'on cessât de traiter la syphilis comme un mal mystérieux dont on ne doit même pas prononcer le nom... L'ignorance où l'on tient le public de la vraie nature et des conséquences de cette maladie contribue à l'aggraver et à la propager. Le plus souvent on l'attrape parce qu' « on ne sait pas », on la laisse devenir dangereuse, faute de soins, parce qu' « on ne sait pas », et on la communique aux autres parce qu' « on ne sait pas ». Il faut savoir, et il faut qu'on apprenne aux jeunes gens les responsabilités qu'ils assument et les malheurs qu'ils se préparent pendant l'adolescence.
>
> BRIEUX, *Les Avariés*, acte III, scène IV.

C'est une affection aussi vieille que le monde et dont on retrouve la trace dans l'antiquité la plus reculée. Les plaintes du roi David, contaminé par l'impure Bethsabé, femme de son lieutenant Uri, contiennent une description des symptômes spécifiques autant que la poésie des psaumes peut permettre une assimilation pathologique. Les Grecs, les Romains ont connu la syphilis qu'ils ont décrite, sans précision scientifique mais avec un luxe de détails qui ne laissent aucune illusion.

Dans tous les cas ceci écarte l'hypothèse de la venue de cette maladie avec le retour de Christophe Colomb, et je crois que les nations européennes n'ont pas besoin de rejeter les unes sur les autres l'origine de cette triste maladie.

Elle s'est appelée en effet le *mal français*, *napolitain*, *espagnol*, *mal des Allemands*, *des Polonais*, *des Chrétiens*, *des Turcs*. En France on l'a nommé mal du *Saint homme Job*, *de Saint Mévius*, *de Saint Sement*, *gorre*, *grand'gorre*, *vérole*, *grosse vérole*.

C'est *Fracastor* qui lui a donné le nom de *syphilis* dont l'étymologie grecque paraît être συν, avec, et φιλειν, aimer.

Nous l'appellerons donc la SYPHILIS et c'est ainsi que l'appellent l'ensemble des médecins et des savants.

Littré et Robin définissent la syphilis une maladie spécifique transmise par contact et par hérédité, caractérisée, à ses différentes périodes, par certains accidents dont l'évolution est subordonnée à l'action du *virus syphilitique* et dont la marche est ordinairement déterminée.

Quelle est l'essence de la syphilis ? Est-ce un microbe ? Les communications récentes de MM. Justin de Lisle et Louis Julien (juillet 1901, Académie de Médecine) tendent à le démontrer une fois de plus. Déjà Martineau et Hamonic, en 1882, avaient signalé la présence de microbes polymorphes. Mais à notre avis c'est le docteur Golasz qui le 12 mai 1894, à l'*Académie des Sciences*, a mis au point cette question, et rien de mieux n'a été fait sur la question.

Voici les passages saillants de la communication de Golasz (1) qui résume son opinion et ses recherches :

« En 1888, j'ai trouvé, sous forme de bâtonnets, dans des végétations syphilitiques, un bactérium rappelant par sa morphologie le bacille décrit par Koch, dans la tuberculose. Les végétations en question ne présentaient aucune trace d'ulcération ou d'érosion; par conséquent le microbe ne pouvait venir de l'extérieur. Comme le microbe ne se colorait pas par la méthode de Koch, je dus en conclure qu'il ne s'agissait pas du bacille de la tuberculose, mais d'une variété différente.

« En 1890, j'ai constaté dans un cas de syphilis aiguë, suivi de mort, que le sang et les pustules étaient envahis par une quantité considérable de bâtonnets identiques à ceux que j'avais précédemment trouvés dans les végétations syphilitiques. En outre, à côté de ces bâtonnets, existaient des cellules ovoïdes (spores) et de nombreux filaments articulés, présentant une longueur moyenne de 60 μ.

« De l'association de ces formes, je conclus à l'existence d'un microbe polymorphe, appartenant à une espèce très voisine des Leptothrix et des Cladothrix, mais plus rapprochée de cette dernière. »

(1) *Comptes rendus de l'Académie des Sciences*. Tome CXVIII. n° 11, 12 mars 1894. Une commission composée de MM. Sappey, Bouchard, Duclaux fut nommée; mais le Dr Golasz n'a jamais été convoqué devant cette commission.

Voici d'autre part ce qu'écrivait sur le même sujet le Dr Aubeau (1) :

« Le Dr Golasz relate que, depuis 1888, il a trouvé, dans les cas de syphilis, un microbe polymorphe de la famille des cladothricées, et qu'il a pu cultiver ce microbe dans des bouillons de nucléine splénique. Il indique en même temps son procédé de coloration.

« Depuis plus de deux ans nous sommes initié à cette découverte, et nous devons reconnaître que chez tous les syphilitiques nous avons trouvé, dans le sang et dans les autres liquides de l'économie, une ou plusieurs formes de cladothrix de Golasz ; nous devons reconnaître que jamais le diagnostic basé sur la présence de ces formes microbiennes ne nous a trompé. »

Ci-contre nous reproduisons les figures de Golasz montrant le microbe de la syphilis(2).

Il est à souhaiter que ces découvertes soient définitivement confirmées et consacrées car ce sera un point capital d'élucidé et les conséquences pourront en être considérables. La découverte du microbe amènera et provoquera, espérons-le, la découverte du sérum. Le médecin ou

(1) Dr A. Aubeau. — *Des applications de la micrographie à la précision du diagnostic chirurgical*. 1894. Société d'éditions scientifiques.

(2) Ce cliché nous a été obligeamment prêté par le Dr Aubeau, l'éminent chirurgien directeur-rédacteur de la *Clinique générale de Chirurgie*. (Dr E. M.).

MICROBE POLYMORPHE DE LA SYPHILIS

(D'après GOLASZ)

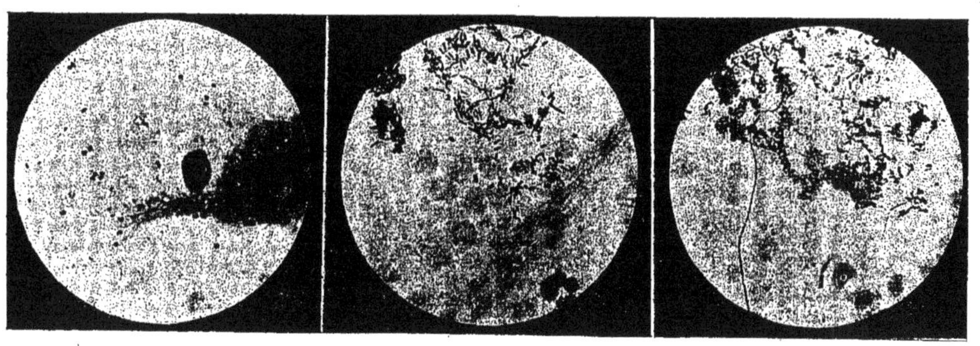

Spores dans le sang. Spores et bacilles dans le sang. Spores, Zooglœes et filaments dans le sang.

le savant qui fera cette découverte devra être inscrit en tête des bienfaiteurs de notre pauvre humanité. En attendant, contentons-nous de savoir que la syphilis a deux remèdes héroïques qui suffisent à la dompter et à l'endiguer, et voyons comment elle se comporte.

On l'a subdivisée pour les besoins de la description en trois périodes : *primaire, secondaire, tertiaire.*

PÉRIODE PRIMAIRE

Le chancre infectant. — Quelle que soit la source d'où elle provienne, la syphilis débute toujours par un chancre infectant. Ce chancre apparaît de 8 jours à 6 semaines après la contagion ; la moyenne est de 15 à 20 jours. C'est une petite plaie indolore, une ulcération qui peut être grosse comme une petite lentille ou avoir un centimètre de diamètre, de couleur jambon, et non purulente. Cette ulcération est supportée sur une région *indurée :* cette induration est caractéristique du chancre spécifique. Le chancre est *indolent,* c'est-à-dire qu'il n'occasionne ordinairement pas de douleur, et il sécrète très peu. Il est *unique.* Il guérit assez vite. Aussi a-t-on tendance à le traiter comme un simple bobo, un bouton sans importance.

En principe, la moindre érosion à la verge, si

insignifiante qu'elle paraisse, ne doit pas laisser indifférent, et il y a lieu de faire procéder à un diagnostic, souvent fort délicat.

J'insiste ici sur ce point du diagnostic précoce. Il arrive en effet très souvent que des malades se présentent chez nous porteurs d'une ulcération déjà vieille et lointaine sur la nature de laquelle il est impossible de se prononcer. Il faut attendre les phénomènes subséquents, les autres symptômes, ou bien il faut procéder à des recherches de laboratoire longues, délicates, difficiles et dispendieuses. Souvent même la cicatrisation s'est faite, la roséole a pu passer inaperçue et le diagnostic est impossible. Ceci est extrêmement grave. Car on ne peut pas dire à ce malade de façon précise : « Vous avez ou vous n'avez pas la syphilis ! » Ce doute peut peser sur sa vie entière. Il peut se marier, étant syphilitique sans le savoir et syphilitique sans se soigner. Il peut n'être pas syphilitique et, par délicatesse de conscience, se refuser au mariage, se priver des joies du foyer.

Une manie absurde aussi, une sorte de préjugé qui court les rues c'est que quand on a une ulcération, il faut la brûler. On court chez le pharmacien qui souvent a le tort de se prêter à cette fantaisie et on fait passer le crayon de nitrate ou bien on emploie un caustique quelconque. Quand cette petite opération est faite, l'ulcération change d'aspect; si elle est simple et banale, l'inflammation provoquée peut simuler l'induration, et une erreur grave de diagnostic peut s'ensuivre.

Dans les cas où le chancre est accompagné d'herpès, de chancrelle, les difficultés sont parfois considérables et le diagnostic impossible à première vue. C'est pourquoi, encore une fois, que les malades ne se hâtent pas de provoquer la cicatrisation, de modifier leurs plaies. Au milieu de beaucoup de peu graves, il peut s'en trouver une qui soit l'éclosion du germe spécifique, et ceci importe au premier chef.

Les ganglions. — Dans la région avoisinant le chancre, les ganglions se prennent, ils forment une masse dure et ils sont agglomérés en *pléiade*; ce sont les *bubons syphilitiques.* Au milieu de cette pléiade il existe toujours un ganglion plus volumineux que les autres. C'est celui-là que Ricord, toujours spirituel, appelait le *préfet de l'Aine* lorsque le chancre était à la verge. Diday lui, sous une forme humoristique dit : Il y a toujours dans une pléiade une *étoile de première grandeur.*

Ces ganglions d'origine spécifique sont ordinairement incolores et peu douloureux ; ils ne s'abcèdent et ne s'abcéderont que si le chancre syphilitique est accompagné d'ulcérations herpétiques ou de chancres mous.

Ces deux choses connexes, le *chancre* et les *ganglions* permettent de faire un diagnostic plus précis, et il faut toujours, quand un de ces symptômes est là, chercher l'autre.

Pendant cette première période, le sujet malade peut résister et ne pas être trop atteint dans sa santé générale. Mais souvent cependant il a des *manifestations de lassitude*, de prostration, des *maux de tête* violents, des phénomènes de *douleur dans les membres* et dans *les os*. Il peut même avoir de la *fièvre*.

A cette période apparaît un symptôme qui inquiète et ennuie fort les malades, c'est la *chute des cheveux*. Elle se fait par touffes ou par houpettes qui donnent à la tête un aspect tigré, ou bien elle se fait par nappes au point de simuler la pelade, ou encore les cheveux s'éclaircissent tout simplement. Des éruptions croûteuses parfois se montrent qui envahissent le cuir chevelu. Il nous faut rassurer les malades, leurs cheveux reviendront et il suffira pour cela d'un traitement bien conduit et sagement institué.

PÉRIODE SECONDAIRE

La période secondaire est caractérisée surtout par l'apparition de *taches sur la peau* et de *plaques muqueuses*.

Les taches de la peau. — La roséole. — Je n'entreprendrai pas de décrire ici les diverses modifications que subit la peau. Elles sont innombrables dans leurs formes, et elles sont extrêmement variables dans leurs manifestations.

Il est des syphilitiques chez lesquels, à part une roséole légère rien ne se montre.

Il en est d'autres au contraire chez lesquels on constate des plaques de grandeur très variable (de la grandeur d'une lentille ou d'une pièce de 0, 50), d'abord rouges, puis cuivrées, qui peuvent se couvrir de véritables écailles. Une particularité de ces taches est qu'elles peuvent siéger au front ; on appelle cela *couronne de Vénus*. Elles se rencontrent aussi à la paume des mains et on a dit que la syphilis scellait ainsi son sceau dans la main de sa victime.

D'autres fois ce sont des pustules qui creusent et font une ulcération profonde ou bien qui, au contraire, restent superficielles. Une autre forme ce sont des macules couleur café au lait avec de larges espaces de peau saine ; cela s'appelle de la *syphilis pigmentaire*.

Tout ceci peut manquer et manque souvent. Ce qui manque plus rarement, c'est la *roséole*. Comme son nom l'indique c'est une pigmentation rosée de la peau disséminée sur tout le corps. Elle ressemble d'abord à des taches analogues à des piqûres de puce, puis les taches s'élargissent et s'agrandissent. Cela peut assez se comparer à une éruption de rougeole. Ces taches s'effacent sous le doigt et disparaissent assez vite, laissant parfois une décoloration de la peau ou une coloration pigmentée plus accentuée qui, d'ailleurs, s'en va par la suite. La roséole débute par la poitrine, le dos, le ventre ; elle disparaît au bout d'un à deux mois ; elle est sujette cependant aux récidives, en particulier au printemps.

L'hygiène générale et le traitement ont une grande importance dans le traitement de ces manifestations qui cèdent assez vite et se reproduisent beaucoup moins fréquemment quand le malade se soigne et se soigne longtemps. Car, n'oublions pas que cette période secondaire dure de 2 à 3 ans et quelquefois plus.

Les plaques muqueuses. — Voilà chez le syphilitique, le symptôme le plus redoutable, non pas pour lui surtout, mais pour les autres. C'est en effet par la plaque muqueuse qu'il est *contagieux.* « A elle seule, écrit Fournier, bien positivement, la plaque muqueuse réalise plus de contagions que tous les autres accidents syphilitiques réunis. Par elle-même, c'est un bobo ; de par sa contagiosité, c'est une peste. »

Les plaques muqueuses peuvent se développer sur toutes les muqueuses et sur la peau dans tous les points où par son contact avec elle-même, elle présente une analogie plus ou moins grande avec le tégument interne *(Cullerier).*

Chez la femme c'est à la vulve surtout qu'on les rencontre, elles la tapissent pour ainsi dire, et la contagion s'offre dans la préface de l'acte vénérien.

Chez l'homme elle est très fréquente aussi aux régions génitales, verge, fourreau, scrotum.

Les amygdales, la bouche, les lèvres sont tapissées presque constamment de plaques muqueuses, et c'est là ce qui explique la contagion par le baiser, par un verre dans lequel a bu un syphilitique.

La langue est souvent prise, sur le bord principalement. La plaque muqueuse de la langue irritée par l'alcool ou le tabac peut subir la transformation cancéreuse, et le cancer de la langue si douloureux et si redoutable est très fréquent chez les syphilitiques.

Ajoutez à cela les maux de tête, des douleurs violentes, profondes, des troubles nerveux, des troubles oculaires, des manifestations articulaires, de l'inflammation du perioste, l'orchite syphilitique, les troubles de la voix (troubles que connaissent bien les chanteurs) et vous aurez approximativement l'ensemble des phénomènes spécifiques à la période secondaire.

Est-ce à dire que leur apparition est absolument obligatoire. N'en allez rien croire. Nous sommes obligés, nous médecins, d'examiner les faits tels qu'ils se présentent à notre observation. Mais ils ne se présentent pas fatalement sur tout sujet syphilisé, fort heureusement. J'ajoute de plus que ces symptômes sont souvent absents ou sans gravité surtout chez un syphilitique qui se soigne, mais chez un syphilitique qui se soigne bien et longtemps; ne perdons jamais cela de vue.

PÉRIODE TERTIAIRE

Cette période n'est pas fatale, très heureusement, et chez les malades qui savent se traiter, il y a grande chance pour ne pas la voir apparaître.

Décrire cette forme spéciale de la syphilis est chose presque impossible car elle affecte, chez les divers sujets, une allure absolument variable et diverse. En effet, la syphilis, poison général, peut toucher tous les organes quels qu'ils soient.

La lésion type des accidents tertiaires s'appelle la *gomme*. Elle commence par une nodosité dure, indolente qui progressivement se ramollit et s'ulcère. Suivant qu'elle va naître sous la peau, dans les organes profonds (poumons, foie, cerveau, rein, etc.), sur la langue, la verge, le voile du palais, l'anus, elle va donner lieu à des symptômes caractéristiques suivant la fonction de l'organe touché.

Elle peut ronger la face, creuser la peau, simuler un cancer du foie, une phtisie pulmonaire. Elle a, en un mot, l'aspect d'un monstre à mille têtes qui surgit ici et là pour y provoquer le désastre et la mort.

Les légions *osseuses* et *articulaires*, exostoses, ostéites sont fréquentes, dans le tertiarisme sur tous les os en général et en particulier sur le tibia « *l'os aimé de la syphilis* » dont la crête donne parfois sous le doigt la sensation de dents de scie. Fréquentes aussi les perforations de la voûte palatine.

La syphilis tertiaire s'attaque plus fréquemment peut-être au système nerveux. Elle est grande génératrice de paralysie générale avec folie consécutive et gâtisme ; elle engendre l'ataxie locomotrice, elle amène des paralysies locales, des hémiplégies. Sans doute elle n'est pas seule en cause, c'est entendu, mais si elle ne crée pas la lésion de toutes pièces, elle lui prépare un terrain particulièrement favorable.

Le tertiarisme peut se manifester très vite dans les cas graves, mais presque toujours c'est une échéance lointaine, 20, 30, 40, 50, 60 ans même après le premier accident !

Vous voyez que la syphilis est un créancier patient, mais il ne perd pas ses droits, croyez-le bien. S'il les perd ce ne peut être qu'avec un traitement bien conduit, énergique et constant qui fait gagner du temps et des échéances à l'organisme débiteur au point de le libérer de sa dette quand il en veut payer les intérêts par une médication sérieuse et une hygiène bien entendue.

DANGERS SOCIAUX DE LA SYPHILIS (1)

Voilà pour les dangers *individuels* de la syphilis. Venons maintenant aux méfaits qu'elle exerce sur la famille, les enfants et l'espèce.

I. — Relativement à la famille, la syphilis constitue un triple danger social, consistant en ceci : 1° Contamination de la femme dans le ménage (contamination fréquente, car la statistique nous apprend que, sur 100 femmes syphilitiques de la clientèle de ville, il en est 19 qui ont été *conjugalement* infectées, c'est-à-dire environ 1 sur 5, proportion stupéfiante et navrante) ; — 2° désunion, dissolution du mariage, séparations, *divorces*, conséquences bien naturelles de l'injure ainsi faite à la femme par le mari ; — 3° *ruine matérielle de la famille* par la maladie, l'incapacité ou la mort du mari. Car, en raison de son échéance tardive, la syphilis ne présente souvent sa carte à payer (passez-moi l'expression) qu'à l'époque où le jeune homme léger d'autrefois s'est transformé en un mari, en un père de famille. En l'espèce, donc,

(1) Cette partie du livre a été magistralement exposée par le Professeur Fournier dans un article dédié aux jeunes gens et intitulé « *Pour nos fils quand ils auront 17 ans.* » Je le reproduis sans y rien modifier car j'estime que c'est une des plus belles pages, des plus précises, des plus éloquentes du maître de St-Louis.

c'est le plus souvent un mari qui paie la dette du garçon. Or, en l'espèce encore et par ricochet, c'est la famille qui expie la faute du mari, alors que celui-ci devient infirme, impotent, ou meurt. Car, privée alors de son soutien naturel, elle court risque (et cela n'est que trop fréquent) de tomber dans le dénuement, la détresse, la *misère*. Que de drames de ce genre n'ai-je pas constatés comme conséquences de la syphilis ! Entre mille, je vous citerai le suivant :

Un jeune peintre, plein de talent et d'avenir, se marie en dépit d'une syphilis insuffisamment traitée. Tout marche au mieux pendant quelques années. Les tableaux se vendent, le petit ménage prospère et s'enrichit d'un enfant. Puis, le mari est frappé d'une ophtalmie spécifique double qui aboutit à une cécité complète. Résultat : famille ruinée, tombant dans une misère noire, et forcée de s'inscrire au bureau de bienfaisance pour ne pas mourir de faim.

II. — *Conséquences héréditaires.* — Si l'on me demandait, à moi vieux praticien, ce qu'il y a de pis, de plus néfaste dans toute la syphilis, je n'aurais pas l'ombre d'une hésitation pour répondre : c'est le groupe des *méfaits héréditaires* de la maladie, méfaits héréditaires vraiment épouvantables et se traduisant par des *hécatombes* d'enfants ; le mot n'a rien d'exagéré.

La syphilis, en effet, est prodigieusement

meurtrière pour l'enfant. Elle tue soit avant sa naissance, soit dans ses premiers jours ou ses premières semaines, soit dans un âge plus avancé Très souvent même elle s'acharne sur certaines familles en y produisant à la file toute une série d'avortements ou de décès d'enfants, au nombre de 4, 6, 8, 10, et même au delà (on en a compté jusqu'à 19). Si bien que cette *polymortalité infantile*, comme on l'appelle, constitue médicalement un signe de premier ordre pour la recherche et le diagnostic de l'hérédo-syphilis. Si bien qu'en nombre de cas elle aboutit à dépeupler le foyer domestique, à y faire le vide et le vide absolu. Exemples :

Dans une observation :

Du Dr Hutinel,	sur 4	naissances,	4 morts.
Du Dr Pinard,	sur 5	—	5 —
Du Dr Trousseau,	sur 8	—	6 —
Qui m'est personnelle,	sur 7	—	7 —
Du Dr Christian,	sur 8	—	8 —
Du Dr Bar,	sur 10	—	10 —
Du Dr Porak,	sur 11	—	11 —
Etc., etc.			

III. — Enfin, il ressort de recherches récentes que la syphilis peut constituer, de par ses conséquences héréditaires, une cause d'abâtardissement, de dégénérescence pour l'espèce et cela en donnant naissance à des êtres infériorisés, décadents, dystrophiés, *déchus*. Oui, déchus, à savoir :

Soit déchus *physiquement*, c'est-à-dire naissant à l'état d'avortons, pour rester petits, rabougris, infantiles, valétudinaires, etc., puis devenir rachitiques, contrefaits, bossus, etc. ; ou bien encore naissant avec les dystrophies les plus diverses, qui ne sont que des conséquences d'un arrêt de développement (bec-de-lièvre, pied-bot, malformations du crâne ou des membres, surdi-mutité, infantilisme testiculaire, etc.).

Soit déchus *psychiquement*, et constituant alors, suivant le degré de leur abaissement intellectuel, des arriérés, des simples, des déséquilibrés, des détraqués, des imbéciles, des idiots.

Il est même indéniable actuellement que l'intensité de la déchéance peut s'élever jusqu'à la *monstruosité*. Ainsi la syphilis peut faire des monstres, c'est-à-dire aboutir à des malformations extrêmes, par des arrêts complets du développement (1). C'est là le comble de la dégénérescence.

Mais je m'arrête. Car, vraiment, je vous en ai assez dit pour que vous soyez édifiés sur le compte de la syphilis et que vous la jugiez pour ce qu'elle est, à savoir (je ne crains pas de répéter le mot), *un fléau pour l'humanité*.

(1) Exemple : la syphilis peut faire des *nains*. Ainsi le célèbre Bébé, nain du roi de Pologne Stanislas, n'était bien certainement (de par les lésions constatées sur son crâne) qu'un *hérédo-syphilitique* distrophié, à croissance enrayée par une tare héréditaire.

CRITIQUE
DES OPINIONS SUR LA SYPHILIS

Il a fallu pour soulever l'opinion et mettre la question à l'ordre du jour l'œuvre de Brieux avec l'interdiction de la censure et le roman de Michel Corday (1). Ces deux auteurs, chacun dans leur genre, ont fait sortir des limbes de l'esprit public une idée qui y couvait depuis longtemps et il faut les remercier d'avoir vaincu la pudibonderie imbécile qui n'osait pas proférer le mot de syphilis, lequel n'a rien de plus honteux que le croup et la peste. On attrape ce mal autrement, dans un acte spécial très souvent, mais, comme dit M. Prudhomme si cet acte spécial n'avait pas eu lieu neuf mois avant notre naissance, il est probable que nous ne connaîtrions ni le mot ni la chose.

Le roman de M. Michel Corday, extrêmement pessimiste et beaucoup trop à mon avis, m'a fait écrire en octobre 1901 (2) un article destiné aux médecins. Puisqu'aujourd'hui, c'est surtout au grand public que je parle, j'éprouve le besoin de lui soumettre cet article *in extenso*, parce qu'il verra de cette façon que je dis toute ma pensée, que je résume celle des médecins en général. J'ai dit et je ne cesse de répéter que le

(1) *Vénus ou les deux risques*, par Michel Corday.

(2) *Nouvelles Médicales*.

meilleur moyen d'inspirer confiance aux malades est de leur parler juste et vrai ; ils nous savent toujours gré de la franchise de nos allures. Mes opinions n'ont pas changé, et je les expose ci-dessous tout au long. Que le lecteur juge.

« Voici un livre « *Vénus ou les deux Risques* » qui a suscité dans le public médical comme dans le grand public de passionnantes controverses. L'écho de ces controverses s'est fait entendre dans les cabinets de consultation sous la forme de questions désolées et affolantes auxquelles il a fallu répondre sans tarder et sans hésiter.

On sait de quoi il s'agit dans le livre de M. Corday. La thèse est la suivante : Pour les rapports sexuels, l'être humain a deux hantises qui le réfrènent et qui empoisonnent son plaisir à sa source: la crainte de l'enfant légitime ou non, d'une part, la terreur de la syphilis d'autre part. Ce sont les deux risques.

J'avoue, dès le principe, que le premier risque n'a rien qui nous doive effrayer, bien au contraire. Il est né de ce fameux *struggle for life* qui impose aux ménages la limitation de leur progéniture en raison de la limitation de leurs ressources, des difficultés de la vie et de leur désir d'en jouir sans gêne ou sans entraves. Ce n'est peut-être pas très élevé comme conception et j'avoue que l'auteur a mis à nu et au grand jour une des plaies de notre siècle. Ici les économistes sont plus compétents que les médecins.

Aussi nous devons leur laisser le soin de convaincre les législateurs trop enclins à voter ou à promulguer l'impôt et par suite à supprimer l'initiative individuelle pour le profit très illusoire de la collectivité sociale. Ce n'est pas demain sans doute que nous verrons la fin de ces maux, mais nous pouvons bien dire qu'ils ne sont pas incurables.

En est-il de même de la syphilis, et tout individu touché par le virus doit-il se croire irrémédiablement taré, irrévocablement condamné ? A ceci il importe de répondre et de répondre sans ambages et sans circonlocutions. Or je dis que cette affirmation de l'auteur, laquelle paraît se dégager de son livre, est inexacte et fausse, au sens absolu du mot.

Il demeure bien entendu qu'une négation opposée à une affirmation n'est pas un procédé très admis pour clore une discussion ou résoudre un problème. Aussi bien ne s'agit-il pas là de notre opinion personnelle, mais bien de celle qui se dégage du *consensus* scientifique.

Cette question de la curabilité de la syphilis, de la possibilité de la rendre inoffensive, a été soulevée depuis que l'on connaît scientifiquement ses effets et ses résultats. J'ai connu, à Saint-Louis, un médecin des plus savants, clinicien consommé de haute valeur pronostique, que notre génération n'a pas oublié : il s'appelait Quinquaud. Dans ses consultations externes, comme dans ses salles de malades, le Dr Quinquaud ne cessait de donner un enseignement permanent. Chaque sujet était l'objet d'un examen très approfondi et aucune des observations du maître n'était livrée au hasard de la parole non plus qu'au mirage décevant de la théorie. Si je me sers d'un préambule aussi long, c'est que j'ai entendu affirmer par Quinquaud qui, je crois, a dû l'écrire quelque part « *que la syphilis était curable* ». C'est-à-dire qu'un traitement approprié, le traitement spécifique, arrêtait dans la majorité des cas l'évolution du mal, prévenait ses effets et pouvait ne pas laisser de trace chez le malade atteint comme dans sa descendance. Ce sont là, je pense, de consolantes affirmations. Est-ce à dire que Quinquaud ait été un oseur, un révolutionnaire de la médecine en proclamant un si favorable pronostic ? Il n'en faut rien croire. Le docteur Quinquaud résumait et précisait ce qui est dans l'esprit de tous ses confrères modernes. Le professeur Fournier, à propos précisément de ces récentes controverses, ne vient-il pas de rendre public son avis en disant que la syphilis s'atténuait par le traitement, et n'a-t-il pas maintes fois proclamé que la maladie traitée n'empêchait pas le mariage et n'entraînait pas la tare chez les enfants ? Il n'y a, pour s'en convaincre, qu'à relire son livre qui fait autorité chez nous et qui a pour titre : *Syphilis et Mariage*. Et cependant le professeur Fournier passe, pour donner à tort ou à raison à la syphilis une part causale considérable dans nombre d'affections lointaines de l'accident chancreux primitif, telle l'ataxie à laquelle il donne une origine toujours spécifique.

En admettant même que les méfaits de la syphilis soient innombrables, doit-on en conclure que le mal soit définitif et sans issue heureuse possible ? Encore une fois c'est aller à l'encontre de la vérité scientifique. Je crois surtout que tout le débat vient d'une position défectueuse de la question, et je suis persuadé que si le héros du livre de Michel Corday, le poète Mirat, avait mieux connu ses auteurs, s'il ne fût pas tombé sur ce médecin pessimiste de Reiset, je suis persuadé, dis-je, que le malheureux ne se fût pas suicidé. L'auteur d'ailleurs, a cru devoir donner une cause connexe de son suicide par l'infidélité de la maîtresse, mère de l'enfant illégitime. L'infidélité des maîtresses est peut-être moins curable que la syphilis ; cependant, si tous les amants trompés se suicidaient, l'humanité se dégarnirait d'un nombre considérable d'unités et de couples.

Or, pour en revenir à l'examen médical, je dis que la question est mal posée. *La syphilis est curable, ceci ne fait pas de doute, mais elle est curable pour ceux qui veulent la soigner*. Et le livre à faire, comme aurait dit notre oncle Sarcey, eût été précisément de dire à tous, même sous la forme du roman, que si la syphilis est aussi fréquemment grave, c'est parce que, dès les accidents apparents terminés, on cesse de se préoccuper du mal qui les a causés. Ah, sur ce point, tous les médecins sont d'accord ! Je me souviens avoir entendu un de nos maîtres dire que la proportion des syphilitiques qui se soignaient suffisamment longtemps était à peine de 6 %. De sorte qu'il en reste 94 % qui courent les rues et les boudoirs pour lesquels le souci de leur mal équivaut à celui que prendrait un poisson d'une pomme. Ceux-là ne se guérissent pas, et pour cause. Ils sont, consciemment ou non, les semeurs de mal et le geste d'amour équivaut chez eux à une souillure dont ils éclaboussent le lit conjugal ou l'alcôve des illicites étreintes.

Ce sont ceux-là surtout que doit épouvanter, fort justement d'ailleurs, le livre de M. Corday. Mais l'auteur, en généralisant la thèse, a jeté la terreur plus encore peut-être chez ceux qui se soignent, et je n'en veux pour preuve que les désolantes attitudes de ces malheureux qui nous demandent encore chaque jour si le suicide ne vaudrait pas mieux pour eux que l'horrible atteinte présumée de l'ulcère rongeur ou la décrépitude possible d'une moelle désorganisée.

C'est le personnage du Dr Reiset surtout qui paraît avoir impressionné l'esprit du lecteur. Celui-ci cherche, comme dans un roman à clef, à mettre un nom sur cette figure du livre. Je demeure persuadé, quant à moi, que l'auteur a fait une synthèse sur ce nom, synthèse des doctrines pessimistes, synthèse aussi des doctrines futures pressenties par les résultats acquis de la médication par les sérums aux succès actuels retentissants. Car Reiset cherche à l'Institut Pasteur, le sérum antisyphilitique ; moi, j'aurais préféré lui faire chercher un vaccin préventif, c'eût été plus juste à cause des analogies pathologiques. La syphilis en effet ne peut s'assimiler au tétanos ou à la diphtérie, ni dans son évolution, ni dans sa marche. Au point de vue historique d'autre part, l'auteur eût pu s'inspirer des inoculations préventives d'Auzias-Turenne qui voulait qu'on donnât aux enfants la syphilis pour en préserver leur âge mûr. Tant il est vrai que la science même est souvent un éternel recommencement !

Quoi qu'en pense M. Michel Corday, le Dr Reiset ne fera pas école et ses désolants pronostics n'auront pas force de loi médicale. Cela est si vrai que, même chez nombre de syphilitiques ne se soignant pas, la maladie a sommeillé au point de ne se pas montrer jusqu'aux confins de la plus extrême vieillesse. Il ne me viendrait pas à l'esprit de généraliser cette théorie, et c'est un peu ce qu'a fait l'auteur dans le sens opposé, mais je me sers de ces faits bien connus et indéniablement établis pour détruire des affirmations plus spécieuses que réelles ; j'ajoute enfin que chez ceux qui se soignent avec régularité et méthode, les phénomènes post-syphilitiques sont l'exception. Bien entendu ces exceptions existent ; mais elles sont le fait d'un terrain mauvais dans lequel a germé une semence redoutable qui a perturbé la constitution, secoué des organes déjà malades et atteints dans la source de vie. Mais aussi c'est bien là le cas de dire que l'exception confirme la règle ; elle montre d'évidente façon que ces unités rares ne sauraient vaincre les totaux démonstratifs de la clinique et de l'observation. Pas plus d'ailleurs que les décès par diphtérie qui existent encore ne sauraient atténuer la portée prestigieuse de la sérothérapie de Roux et de Behring.

Du mérite littéraire de son livre, M. Corday n'attendra pas qu'un profane le juge à son tour, après ses pairs. Le peu de lettres que je sais me porte à dire cependant que le style en est clair, sobre, nourri, souvent heureux. Les personnages sont nettement dessinés et bien campés dans leur forme. Ils sont tous un peu comme Reiset, des synthèses que l'auteur avec une science psychologique plus grande que sa science pathologique, s'est complu à créer avec infiniment d'art pour les disséquer ensuite et nous les montrer en de puissantes et suggestives analyses.

L'intention en tout cas est louable et honnête; je me complais à le dire. Je crois qu'elle a dépassé le but, et je crains qu'elle n'ait fait quelque mal à l'âme de ceux qu'intéresse la question. Ce sera notre rôle à nous, médecins, de rassurer les timides et de montrer la voie aux indifférents. De sorte que le roman finira comme au théâtre par la récompense de la vertu et la punition du vice. »

SYPHILIS ET SYPHILITIQUE

GRAINE ET TERRAIN

En 1892 je faisais faire la thèse du Dr Frémicourt sur ce sujet que je lui ai inspiré : « *Considérations sur le traitement constitutionnel de la Syphilis* ». Ce travail a été reçu par la Faculté avec des éloges qui avaient d'autant plus de valeur que le jury était composé de l'éminent doyen actuel, M. Debove, du regretté Peter, et des deux agrégés aujourd'hui titulaires de chaire, MM. les professeurs Gilbert et Chantemesse.

Le travail du Dr Frémicourt est loin d'être complet, mais il a du moins marqué une étape dans la direction du traitement de la syphilis, et il a fait constater une fois de plus, qu'un traitement même spécifique est insuffisant quand le traitement général n'est pas institué. Traiter le germe morbide est bien, l'empêcher de vivre sur un terrain amendé vaut mieux encore.

Ce terrain, propriété bien personnelle, est susceptible de modifications, d'aménagements, de transformations. Les parties défectueuses, si elles sont connues, doivent être l'objet de soins incessants. C'est incessamment aussi que l'homme doit travailler à rendre son tempérament meilleur, plus fort, plus robuste, plus résistant. L'hygiène, la médication préventive, les ressources thérapeutiques doivent tendre à ce but.

Que sur un terrain défectueux, que sur un tempérament arthritique, herpétique, scrofuleux, vienne à s'abattre la graine syphilitique, elle va prospérer et grandir, mais ses fruits seront autres s'ils mûrissent sur l'un ou l'autre de ces tempéraments.

Ils seront tout différents aussi s'ils poussent en un sol peu propice, et j'entends ici par peu propice un tempérament solide et résistant.

Qui ne sait qu'il vaut mieux attraper la syphilis à 20 ans qu'à 40 ? Avis aux amateurs ! Pourquoi ? Parce que, à 40 ans, l'économie est plus envahissable, plus agressible, moins énergique à la défensive.

Un des terrains sur lesquels la syphilis fait le plus de ravage est le terrain scrofuleux. La scrofule est sœur de la tuberculose, comme chacun sait. Elle affecte, comme la vérole, une prédilection marquée pour la peau. Elle s'extériorise comme la syphilis et se manifeste par des taches, des cicatrices, des plaies, des gourmes, des déformations. C'est un champ aride, dévasté, que le tempérament des scrofuleux. C'est une plaine à peine chevelue de moissons que viendraient visiter les sauterelles, si la syphilis vient se loger chez le scrofuleux.

Scrofulate de vérole, disait Ricord. Mélange hybride et hideux de deux maladies dont le pronostic s'aggrave réciproquement en raison de la présence de l'une près de l'autre. La peau et les tissus sous-cutanés ou sous-muqueux se trouent comme des écumoirs, et ces plaies allient aux tons jaunes, verdâtres ou visqueux de la scrofule le cuivre rougeâtre de la syphilis.

Il s'opère un véritable travail de décomposition chez ces malheureux. Les résultats sont désastreux quand la syphilis reste non traitée ; mais ils sont horribles quand ni l'une ni l'autre, dans une néfaste incurie, ne reçoivent les éléments thérapeutiques dont ils ont besoin.

Ce que Ricord disait de la scrofule, nous pouvons le dire de l'arthritisme, de l'herpétisme, de la tuberculose, du paludisme, etc., etc., de toutes les constitutions en un mot. Il se fait un sel, association du virus syphilitique et de la constitution individuelle. Et c'est là, la force des médecins qui refusant de croire aux seules vertus d'un remède unique et spécifique, disent que l'hygiène et la médication sont moins pauvres, moins restreintes, moins exclusives.

J'ajouterai même que pour faciliter la tolérance et l'absorption du médicament, mercure ou iodure par exemple, il est souvent nécessaire de traiter d'abord le fond constitutionnel. J'ai vu par exemple le mercure provoquer de l'albuminurie, j'ai vu l'iodure absolument intoléré, et tout ceci disparaissant avec une médication lactée et alcaline chez des arthritiques par exemple. Je pourrais multiplier ces faits, accumuler les exemple. A quoi bon ! D'ailleurs je me propose un jour, quand ma pratique déjà longue de 20 ans m'aura encore donné d'autres matériaux, d'écrire un livre sur la question dont j'ai trouvé l'état civil : *Syphilis et Diathèses.* Il faudrait la vie de plusieurs médecins pour faire ce livre, je tâcherai d'en balbutier les premiers feuillets, d'autres complèteront l'œuvre.

C'est que j'attache à ces grandes questions une importance capitale, prépondérante, et si la syphilis est bénigne ici, maligne là, c'est que le syphilitique est un robuste ou un déprimé.

La syphilis frappe vigoureusement sur les organes surmenés. Le cerveau, le système nerveux par exemple sont plus fréquemment atteints chez les penseurs syphilisés que chez les paysans également contaminés. Ce sont là des certitudes que nous ne devons pas perdre de vue dans la direction du traitement et qui doivent toujours être présentes à notre pensée.

Bien plus il est certaines syphilis qui, suivant leur origine ont une gravité spéciale. Ainsi il paraît démontré que les syphilis extra-génitales, c'est-à-dire celles attrapées en dehors de l'acte sexuel sont infiniment plus graves. J'ai eu ces derniers temps à soigner un jeune homme syphilisé par un davier de dentiste malpropre. Il eut un chancre dans la bouche ; j'ai dû le traiter près de deux ans au mercure et instituer un traitement énergique pour combattre de graves symptômes.

J'ai vu une histoire navrante. Un infirmier prend la syphilis par le doigt en pansant un malade ; syphilis grave. Pendant qu'il se soignait, sa petite fille se sert de sa serviette à débarbouiller et gagne un chancre de l'œil ; c'était une pauvre petite scrofuleuse dont le tempérament fut si violemment contaminé qu'elle en mourut.

Ce sont des faits redoutables qu'il faut mettre en lumière ne fût-ce que pour obliger à exagérer les précautions utiles et nécessaires.

On connaît ces terribles épidémies de syphilis à la suite de vaccinations opérées avec du vaccin pris sur un sujet malade.

Enfin, et pour nous résumer, que chacun sache bien que si la syphilis par elle-même est assez grave pour nous préoccuper seule, elle prend dans les milieux où elle agit des tournures bien diverses. Voici ce qu'écrivait Frémicourt dans le travail dont nous parlions plus haut.

La vérole d'un homme de bourse, d'un commerçant, d'un savant n'est pas celle d'un ouvrier ou d'un artisan.

La vérole des noceurs et des filles n'est pas celle des gens rangés ou celle du mariage.

La vérole de l'atelier ou de l'hôpital n'est pas celle de la ville.

La vérole de l'homme n'est pas celle de la femme.

Chacun a sa vérole, prétend Diday, parce que chacun a son genre de vie.

Ce sera le mot sur lequel nous nous arrêterons, parce qu'il est conforme à notre manière de voir et que nous le croyons conforme à la vérité.

LES MÉDICAMENTS DE LA SYPHILIS

I. — LE MERCURE

Celui-ci est, parmi les médicaments, un des plus discutés par le grand public. On le charge de tous les méfaits, et ses accusateurs sont d'autant plus redoutables que certains se cachent sous des dehors pseudo-scientifiques. La réhabilitation du mercure, en tant que produit médicinal, n'est pas à faire et ne saurait être tentée. Il n'y a de relèvement que pour les coupables, et il ne l'est pas.

Si nous regardons les causes et les circonstances de son emploi, nous savons qu'il est d'usage constant dans les affections vénériennes. Il répare les désordres causés par elles ; et il est le spécifique reconnu et proclamé des blessures qu'elles peuvent faire. L'expérience des siècles et des malades établit sa suprématie et sa puissance. Ceux qui veulent le proscrire de la médecine sont des ignorants ou des coupables.

C'est en effet une sottise ou un crime de se jouer de la crédulité publique, de faire d'une arme héroïque un épouvantail, et d'accréditer une erreur pour garnir sa caisse.

A côté des noms de ces soi-disant médecins qui jouent de la crainte du mercure comme d'un miroir aux alouettes, nous pourrions citer les noms qui illustrent la science universelle dont les expériences et les conclusions démontrent victorieusement l'inanité de ces craintes et l'indignité de ces hérésies.

Mais, dans la médecine quotidienne, au moins autant que dans cette médecine spéciale, le mercure rend les services les plus remarquables.

Les pommades au précipité, blanc ou rouge, lesquels sont des sels de mercure sont fréquemment employées par les oculistes et sont souvent administrées à l'usage externe pour certaines maladies de la peau ou du cuir chevelu.

Est-il besoin d'ajouter que les résultats obtenus, donnent toute satisfaction au malade sans qu'il lui en coûte le moindre dérangement dans son organisme, bien au contraire ?

Le calomel, qui est un purgatif très doux, et dont l'emploi est courant chez les enfants et dans certaines maladies du foie, le calomel est lui aussi du sel de mercure.

Depuis les immenses progrès de l'antisepsie, c'est-à-dire de cette science qui a pour but de nous préserver des microbes et de leurs maladies, les sels de mercure ont conquis une place prépondérante.

Ce pelé, ce galeux sur lequel on crie haro est

le microbicide le plus féroce que l'on connaisse.

Dans l'échelle des médicaments antiseptiques, c'est le biiodure de mercure qui tient le premier rang, et, après lui, vient le bichlorure ou sublimé.

Il n'est pas besoin d'être grand clerc en les choses de la médecine pour savoir que l'antisepsie a sauvé des milliers d'existences. C'est à cette méthode que les chirurgiens doivent leurs plus beaux succès. C'est qu'en effet, depuis l'emploi rationnel et raisonné du sublimé, l'acide phénique, avec son odeur nauséabonde est presque détrôné, sans compter qu'il est de beaucoup au-dessous comme antiseptique.

Faut-il signaler encore l'action des pommades mercurielles qui font disparaître, en les fondant, les engorgements de certaines régions, engorgements plus communément appelés glandes ?

Mais alors, me direz-vous, pourquoi ces préjugés et cette aversion ? La raison en est bien simple, mais elle date de loin.

Le mercure mal administré ou pris à doses trop élevées, détermine, comme tous les médicaments d'ailleurs, certains désordres. Le principal est la salivation et une lésion de la bouche dite stomatite.

De même que l'iodure fait pousser quelques boutons, de même que le quinquina peut déterminer de la constipation, de même le mercure peut provoquer ces manifestations que nous signalons. Or, autrefois, la vieille médecine humorale croyait que la salivation ainsi provoquée chassait les mauvaises humeurs.

A l'époque où le spécifique de la syphilis fut trouvé, on en fit un emploi invraisemblablement barbare. Les malheureux, atteints du mal d'amour, furent soumis au traitement mercuriel. Quand on les tenait, on les enfermait dans un local bien clos. On les séparait de tout commerce humain. On leur administrait alors une cure intensive au mercure. En vertu des théories humorales à ce moment admises, on se disait que plus il sortait d'humeur, plus il s'écoulait de virus. Par suite, plus vite devait guérir le patient.

Le mercure se faisait le complice des humoristes. En raison de sa sélection spéciale sur la bouche, il déterminait des stomatites putrides. Le liquide sanieux, fétide qui s'écoulait entraînait soi-disant le virus. Aussi accentuait-on les doses. De sorte que la stomatite mercurielle allait son train, rongeant les gencives, corrodant les maxillaires, ébranlant les dents. Quand le pauvre avait terminé ce traitement, si jeune qu'il fût, il sortait édenté comme un vieillard et puant comme un égoût. On comprend aisément qu'il ne faisait pas de réclame à ce remède pire que le mal. Aussi évitait-on de l'employer, et il souleva une réprobation universelle.

Fort heureusement, la science succéda à l'empirisme. Elle reconnut l'abus et réglementa l'usage. De telle façon qu'aujourd'hui, où chaque médicament est soumis à l'examen clinique, l'emploi du mercure est soumis aux lois générales de la thérapeutique qui veut que l'on subordonne les doses d'un médicament non seulement à un maximum qui ne se dépasse pas, mais surtout à la susceptibilité personnelle de ceux auxquels il doit être administré:

C'est le cas du mercure. Sa raison d'être comme spécifique est incontestable cliniquement parlant. Elle s'augmente encore si l'on songe qu'administré scientifiquement, sérieusement, il lutte lui aussi contre la déglobulinisation du sang. Ici plus qu'ailleurs se justifie le *in medio stat virtus* des philosophes. La vertu spécifique du mercure s'arrête à l'abus. Car il deviendrait un véritable altérant s'il cesse d'être un fortifiant.

Néanmoins le mercure porte encore le poids des erreurs d'autrefois, et le public du XXe siècle semble encore lui demander raison des sottises qu'on lui a fait commettre au XVIe ! Comme si les voyageurs devaient maudir les locomotives parce qu'un mécanicien ignorant provoqua un accident mortel! C'est à peu près la même logique.

J'ai cru ces choses bonnes à dire, car il importe que notre œuvre de vulgarisateurs serve à déraciner des préjugés nuisibles. Lorsque l'erreur s'est accréditée dans l'esprit public, il arrive qu'elle peut avoir de néfastes conséquences. Tous les jours nous voyons des malades se refuser à absorber des médicaments utiles, parce qu'ils sont pleins d'idées fausses. Il en résulte de graves désordres et des affections parfois incurables. Le médecin consciencieux échoue devant le puffisme des charlatans, et il assiste en spectateur morne et désespéré à l'invasion d'une maladie que ses avis auraient pu enrayer.

Le mercure est un de ces maudits qui n'ont fait que rendre le bien pour le mal. Il en est des médicaments utiles comme de certains grands hommes. On les honnit sans raison et sans mesure ; puis la lumière se fait et vient alors la réparation. C'est la revanche du droit immanent.

Ceci dit, parce que c'est la vérité scientifique et intangible, quelle opinion allons-nous adopter, car il y a des opinions sur le mode d'emploi et d'administration du mercure ? Fournier veut qu'on l'emploie à titre de médicament guérissant les lésions actuelles et préventif des lésions futures. D'autres disent : Mais non, n'administrez le mercure qu'en cas d'accidents actuels, constatés, réels ?

Lesquels allons-nous suivre ? — C'est toujours un rôle dangereux, souvent prétentieux que de vouloir départager les avis et les combattants, surtout quand ce sont tous des gens de haute notoriété scientifique et d'une indiscutable bonne foi.

Voici mon avis et pour le mieux faire saisir, je vais me servir d'une comparaison.

Lorsque dans le paludisme aigu, on veut arrêter les accès de fièvre intermittente, on donne la quinine et on la donne à haute dose, car la quinine est le spécifique du paludisme comme le mercure est le spécifique de la syphilis. Lorsque les accès de fièvre ont disparu, lorsque le médecin ne se trouve plus en présence que d'un terrain ravagé, d'un tempérament abattu par le microbe, il ne songera pas à continuer à donner la quinine, mais bien à restaurer la constitution du sujet. Après avoir tiré les graines morbides, il va réparer le terrain appauvri.

C'est là ce que je crois utile de faire dans la syphilis. Lorsqu'il y a des manifestations nettement spécifiques, primaires, secondaires, tertiaires, j'administre le mercure intensivement, vigoureusement, rapidement, énergiquement. Mais lorsque la lésion a cédé devant le remède, j'arrête, car je craindrais alors de dépasser le but. Je conseille de l'alcool à un malade prostré et abattu par la fièvre ; je le lui défends quand la fièvre a disparu.

Voilà ma manière de faire. Mon Dieu, je ne la dis pas exempte de reproche et de critique. Je dis seulement qu'elle m'a donné de bons résultats ; je ne demande pas mieux de l'abandonner si une autre en donne de meilleurs. On pourra m'objecter : Mais, à ce compte-là, vous laissez dormir dans une quiétude tranquille des malades que la syphilis peut brusquement réveiller. En aucune façon. Lorsqu'un syphilitique me fait l'honneur de me consulter, je lui dis : « Vous aurez peut-être à prendre du mercure pendant six mois, un an, deux ans ou plus; je n'en sais rien, car cela dépend de la façon dont votre constitution va réagir à la syphilis. En tout cas, nous cesserons quand je ne verrai plus rien. » Je lui dis cela surtout parce que, à de rares exceptions près, les malades nous disent : « Du mercure ! mais cela va m'attaquer les os et le cerveau ! » C'est idiot, j'en conviens, mais enfin c'est une réflexion quasi-classique ! Or, il faut expliquer ce qu'on fait, et comme cela au moins on garde un peu la confiance du malade qui attend plus patiemment. Ordinairement ça dure au début de trois à quatre mois, et c'est parfait. Mais je n'ai pas fini mon discours; j'ajoute : « Quand nous aurons cessé le mercure nous n'aurons fait que déblayer le terrain et ramassé les décombres. Il nous faut maintenant reconstruire et réédifier ; et vous aurez à surveiller votre hygiène, vous allez aguerrir votre constitution et la fortifier, vous allez cesser les mauvaises habitudes et en contracter de bonnes. En un mot nous allons faire de la médication générale pour laquelle vous vous laisserez guider par moi ! » Oh mon Dieu, je ne dis pas que mon discours ait sur mes auditeurs l'effet de ceux de François d'Assise sur les poissons de la mer qui quittaient les profondeurs pour venir entendre le prédicateur, et je ne crois pas qu'il soit irrésistible ou invincible, mais il en est chez lesquels il produit son petit effet.

En tout cas il est sincère ce discours. Car je ne crois pas à la nécessité de la mercurialisation intensive et quand même. Je veux bien que les mercurialistes à répétition disent et entendent faire de la médecine préventive. Si c'est vrai, ils ont raison. Malheureusement leur statistique est négative, car elle ne repose que sur des non-faits, et c'est toujours dangereux dans les sciences qui se piquent d'exactitude comme les statistiques.

Le mercure est un bon, un excellent médicament, c'est entendu. Mais il est des cas où il faudra en employer une dose 1 tandis qu'ailleurs il faudra en employer une dose 4 ! La syphilis a des formes différentes, des allures diverses, des manières d'être innombrables, et son traitement variera à l'infini, suivant les cas, suivant les situations. « Ne soyons pas *syphiligraphes*, a dit Besnier, soyons *médecins syphiligraphes* ! »

Sous quelle forme administrer le mercure ? — Ici, à notre avis, la réponse n'est plus douteuse. En injections hypodermiques ! Lorsque le malade le peut, il ne faut pas hésiter à lui conseiller ce moyen. Aujourd'hui l'administration du mercure par la voie hypodermique est tout ce qu'il y a de plus aisé ; elle est de plus absolument indolore et j'ai par devers moi les statistiques les plus heureuses avec ce mode de traitement. J'emploie très volontiers les cacodylates hydrargyriques qui sont des toniques excellents et des spécifiques impeccables.

J'ajoute, qu'avec la voie hypodermique nous ménageons les organes digestifs dont le syphilitique a grand besoin pour refaire son énergie vitale et recréer de nouveaux globules rouges.

Si la voie hypodermique ne peut pas être employée, on se servira de la voie stomacale avec les pilules de Ricord, celles de Dupuytren, etc., etc. ; les formules d'ailleurs ne manqueront pas.

Restent encore les frictions sur la peau avec l'onguent mercuriel. Excellent moyen, qu'on devra, dans les syphilis graves, employer isolément ou concurremment avec les précédents ! Mais il est un peu répugnant et nombre de malades s'y refusent, à tort bien souvent.

Les bains de sublimé sont utilisés fréquemment aussi, et j'ai inspiré sur ce sujet une thèse très remarquée au Dr Bielawski. Ces bains ne peuvent être pris que dans une baignoire de bois.

Relatons pour être complet, un traitement à la fois ancien et nouveau de la syphilis que vient de signaler dans sa thèse le Dr Thuillier. Il s'agit du traitement par le *mercuriol* (1).

Le mercuriol a été employé par l'Ecole de

(1) Le mercuriol est une poudre grise, légère, formée par les amalgames d'aluminium et de magnésium que l'on mélange par un triturage mécanique avec une substance indifférente telle que la craie. Il contient environ 40 0/0 de mercure métallique qui, par l'action de l'eau, de l'air et de l'humidité, se décompose très facilement en ses éléments

Stockholm, enfermé dans un sachet que le malade porte sur la peau.

L'Ecole de Stockholm emploie habituellement le mercuriol de la façon suivante : les 5 ou 10 premiers jours de traitement, on répand chaque jour cinq grammes de mercuriol dans le sachet ; puis, jusqu'à la fin de la cure, cinq grammes tous les deux jours. La cure dure en moyenne de 30 à 40 jours. Le même sachet peut servir sans être changé pendant toute la durée du traitement, ce qui ne peut s'effectuer avec l'emploi des pommades.

Il est évident que pour la clientèle privée c'est un traitement commode, facile à suivre et peu assujettissant ; l'efficacité paraît avoir été réelle d'après les statistiques suédoises.

II. — L'IODURE

IODURE DE POTASSIUM. — IODURE DE SODIUM

Voilà un médicament, l'Iodure, comme on l'appelle, qui mérite, dans un traité de la syphilis, sa place à côté du mercure. Il constitue le remède incontesté de la période tertiaire, mais il est aussi l'adjuvant puissant du mercure à la période secondaire.

C'est Ricord qui a eu le grand honneur d'étudier ce médicament et de l'appliquer au traitement de la syphilis. Depuis il est devenu classique et obligatoire.

L'iodure n'a pas connu les luttes féroces, les discussions ardentes qu'excita le mercure ; il est accepté par tout le monde d'emblée et sans résistance.

On a même été jusqu'à prétendre qu'il suffisait à toute la tâche et que le mercure devenait inutile. C'est faux et c'est un préjugé dangereux qu'il ne faut pas laisser accréditer.

L'iodure cependant n'est pas un spécifique au même titre que le mercure ; c'est un résolutif, c'est un fondant.

D'après Diday :

« 1° Il a prise sur tous les accidents de la période tertiaire ; il calme les douleurs, fond les gommes, dompte les paralysies, tarit les flux, ferme les ulcères.

« 2° Cette propriété en général ne s'épuise que très peu par l'accoutumance ; elle se retrouve presque intacte à chaque retour des accidents quels qu'ils soient, que ces accidents soient identiques à ceux que l'iodure a déjà vaincus ou nouveaux ;

« 3° Enfin tant qu'un tertiaire continue à prendre de l'iode, il est ordinairement à l'abri des récidives. »

Cette dernière proposition, un peu absolue,

méritérait au moins d'être démontrée et passée au crible. Toujours les théories absolues !

L'iodure de potassium est en effet un médicament héroïque, admirable, merveilleux, et Diday a parfaitement résumé la totalité de son action dans la médication de la syphilis.

Malheureusement, il n'est pas de médaille sans revers et l'iodure a des inconvénients qu'il faut connaître. C'est d'abord la *saveur cuivrée, métallique*, la mauvaise haleine que les malades se plaignent de sentir dans la bouche. C'est aussi le *rhume de cerveau* avec flux du nez, éternuements, larmoiements, et quelquefois rougeur et bouffissure des paupières, maux de tête. C'est encore l'*acné iodique* caractérisé par de petits boutons rouges à sommet pustuleux qui surgissent sur le corps et le visage.

Ces inconvénients ne sont pas négligeables, mais néanmoins on peut les vaincre. Ainsi par exemple j'ai vu souvent des gens ne pas supporter l'iodure en solution simple qui le toléraient bien dans du lait. « On peut aussi, écrit Gaucher, remédier à l'intolérance stomacale de certains malades pour l'iodure de potassium et s'opposer parfois à la production du catarrhe oculo-nasal et de l'acné iodique, en faisant absorber en même temps que le médicament, de l'eau de Vichy ou du bicarbonate de soude à la dose de 4 à 6 gr. par jour. » Le professeur Fournier écrit d'autre part : « Un fait ressort de l'expérience : c'est que l'iodure est d'autant mieux toléré par l'estomac qu'on lui offre en solution plus étendue. »

Vous voyez que la médecine ne se laisse pas prendre sans vert, et, à de très rares exceptions près, l'iodure arrive à être toléré ; il suffit d'y mettre du temps, du doigté et de la patience. Si cette dernière vertu manque aux malades, heureusement elle ne manque pas aux médecins.

On a essayé de substituer un autre iodure alcalin à ce dernier, par suite des grands inconvénients qu'il présente au point de vue du goût désagréable qu'il laisse. En vérité, l'*iodure de sodium* ne laisse guère après lui un meilleur parfum. Le professeur Fournier prétend qu'il ne rend pas les services de son congénère; c'est aussi notre opinion.

La suprématie de l'iodure de potassium est incontestable. Mais l'iodure de sodium ne doit pas, à notre avis, être à tout jamais rejeté.

Nous avons suivi plus particulièrement deux malades atteints d'orchite syphilitique qui répugnaient à l'iodure de potassium. Nous leur avons fait prendre devant nous les doses réglementaires. Leur dégoût allait s'accentuant, leur état gastrique devenait déplorable, et leur testicule ne diminuait pas. Ce traitement forcé dura un mois. A bout d'arguments, nous les avons persuadés que l'iodure de sodium serait mieux supporté. Ils ont accédé l'un et l'autre à suivre ce nouveau traitement. L'iodure de sodium fut mieux supporté, et nous vîmes avec joie l'organe malade diminuer progressivement.

Une autre constatation que nous avons faite à ce sujet a trait à quelques syphilitiques tuberculeux. Nous avons adjoint à l'iodure de sodium le chlorure de sodium. Ce traitement eut l'avantage de modifier dans le sens du mieux et la syphilis et la tuberculose. Il est bien certain que nous n'avons ni enrayé efficacement, ni pas davantage guéri cette dernière affection, mais nous avons pu, au microscope, constater la diminution des bacilles dans les crachats.

Les iodures ne s'absorbent pas de même manière par l'estomac. L'iodure de sodium est absorbé tel quel, vu la présence du chlorure de sodium; c'est un avantage chez les dyspeptiques. Au contraire, l'iodure de potassium se décompose en partie au contact de ce chlorure de sodium en chlorure de potassium et en iodure de sodium qui est absorbé. Il n'y a pas mise en liberté de l'iode dans le sang, car il y aurait hémoglobinurie.

On sait que ces iodures alcalins s'éliminent par la salive, l'urine, le lait, la bile, le poumon. Ils augmentent, d'après Bouchard, l'élimination de l'urée.

Cette diffusibilité du médicament, en outre de sa spécificité, a rendu l'emploi de l'iodure de potassium absolument indispensable dans la syphilis. Il a une action évidente de résorption des néoformations syphilitiques (gommes, scléroses, etc.). Mais dès le début même de la syphilis, d'après Grassi et Diday, il se doit employer. *L'iodure de potassium dit le premier de ces auteurs, rétablit le chiffre normal des globules en quinze ou vingt jours.*

Est-il besoin d'insister sur cette affirmation, si importante pour notre sujet ? L'iodure fortifie le sujet malade, telle est la conclusion qui se dégage. Il le fortifie dès le début et l'aguerrit pour les luttes futures. Dans les accidents tertiaires, son action est héroïque, comme elle est efficace dans les primaires ou secondaires.

« L'iode, écrit Diday, concourt indirectement, mais très efficacement à opérer la guérison. » En effet, pour la tertiaire comme pour la secondaire, ce qui reconstitue l'organisme est le meilleur élément d'une cure radicale que nous ayons à notre disposition. Puis il est certaines lésions tertiaires, soit viscérales, soit osseuses, soit nerveuses, soit serpigineuses qui, en entravant la digestion, l'hématose, les sécrétions, en condamnant les malades à l'inaction, en les mettant hors de la vie sociale, exercent une influence débilitante sur toute l'économie. Eh bien, l'iodure est le remède qui, même sans détruire les lésions, les maintient à un degré compatible avec le jeu de la fonction, avec la reprise des habitudes qui sont plus que le charme, le soutien de l'existence, rétablit par cela seul la vie nutritive du sujet dans son type normal, précieuse, indispensable condition pour obtenir la guérison réelle.

Les doses d'iodure ont été l'objet de nombreuses expériences et de nombreuses discussions scientifiques. Les uns tiennent pour de petites doses (1 à 2 gr.), les autres sont allés jusqu'à 40 gr. Il y a à mon avis excès de part et d'autre. Je me tiens à des doses allant de 2 à 12 ou 14 gr.; la dose de 4 à 6 gr. est suffisante souvent. En suivant le malade, l'évolution des symptômes de son affection, en le surveillant de près, on arrive très bien à connaître sa susceptibilité au médicament et à établir une moyenne qui doit être spéciale à chacun plutôt qu'appropriée à tout le monde.

TRAITEMENT
DE LA SYPHILIS ACQUISE

Un malade vient vous consulter, porteur d'une excoriation ou d'un bouton sur les régions génitales. Avec une timide anxiété, il veut avoir votre avis, et ce n'est pas sans palpiter qu'il attend votre arrêt. Chancre induré ! — Même chez les plus courageux, ces deux mots fatidiques ne laissent pas que de produire une impression pénible et glacée. — C'est la vérole, docteur ! — Mon Dieu, oui.

Alors, avant même que vous n'ayez le temps de classer vos réponses, les demandes vous tombent dru comme grêle. Est-ce dangereux ? En guérit-on ? Est-ce que cela se voit ? etc., etc.

En général, il faut laisser aller le malade. Il éprouve un besoin d'épanchement qu'il ne faut pas réprimer. C'est là plus que jamais que le médecin devient le confesseur, possède l'âme de son client, descend avec lui dans les profondeurs de son être. Nous devons laisser venir ces questions si oiseuses nous semblent-elles. Au besoin, nous devons les provoquer. Il est utile d'envisager avec le malade toutes les phases possibles de sa maladie. Tous les événements pathologiques qui pourront se produire. Et toujours l'opinion émise devant lui devra se montrer optimiste.

Rien n'est plus important que de chasser de l'idée des syphilitiques les craintes atroces qui parfois les torturent. Dans leur imagination, ils voient leurs membres se gangrener, se pourrir et tomber comme des fruits trop mûrs. Leur crâne va se dénuder, leur corps va se remplir d'ulcères. Car lequel n'a pas lu dans les publications fantastiques plus encore que scientifiques, les descriptions désolées et pessimistes de la syphilis ?

Ce sont ces terreurs que notre premier devoir est de chasser et d'atténuer. Il faut pour cela que le médecin, par une persuasion douce et soutenue, arrive à s'emparer de l'esprit du malade et l'amène à croire à ses paroles sans les discuter. Nous savons tous les effets désastreux des causes morales sur l'état physique, et il est d'observation courante que sous l'influence des chagrins, des peines ou des émotions, il se produit une déglobulination du sang. Or, les recherches de Grassi constatent que, *pendant la durée du chancre*, la proportion des globules diminue d'un quart environ. Si donc, outre la lésion matérielle et effective, il vient se surajouter la dépression morale, le malade se trouvera dans des conditions néfastes pour subir les premiers assauts de l'empoisonnement vénérien.

Ainsi, premier point : Rassurer notre client. Bien lui décrire les phases successives de sa maladie, lui en représenter la longueur sans l'exagérer, bien lui dire que sa vie sociale et que ses relations extérieures n'auront pas à souffrir de cet état. Lui faire comprendre que les syphilis graves à notre époque sont l'exception, et lui faire entrevoir ce qui est vrai, que s'il se conforme bien aux prescriptions édictées, il a de grandes chances de guérir et de parer à tous les accidents qu'il redoute.

Puis, ceci fait, il vous reste à formuler votre ordonnance.

***

Traitement local. — Si c'est un chancre des muqueuses proprement dites, conseillez un badigeonnage à la teinture d'iode.

Dans le cas de chancre de la peau, on appliquera un morceau d'emplâtre de Vigo, ou on fera un pansement, soit à l'iodoforme, soit à l'aristol.

S'il y a phagédénisme, Quinquaud conseille des cautérisations au tartrate ferrico-potassique (1/10) précédées ou non de badigeonnages cocaïnés (1/10).

Dans le cas où il y a de l'*œdème* ou une *inflammation considérable*, les bains locaux doivent être prescrits. On devra les rendre antiseptiques en ajoutant par petit bain une cuillerée à dessert de :

Liqueur de Van Swieten. . .	150	gr.
Thymol	10	—

Lorsque le chancre est accompagné d'herpès génital, le diagnostic devient extrêmement difficile et délicat. Il importera donc de suivre attentivement le malade pour ne laisser échapper aucune base de certitude. On pourra employer ici soit une pommade au calomel à 1/10, soit une poudre asséchante qui fera disparaître l'herpès plus vite que le chancre. Voici une formule recommandée par Brocq :

Acide salicylique.	3	parties
Amidon	10	—
Talc pulvérisé	87	—

D'une façon générale nous ne sommes pas partisan des poudres végétales qui fermentent au contact des liquides organiques et nous remplacerons volontiers cette formule par la suivante :

Acide salicylique.	5	parties
Oxyde de zinc.	15	—
Talc pulvérisé.	80	—

Faut-il exciser le chancre ? — Ceci est un mode de traitement soi-disant radical que des polémiques récentes ont remis en lumière. Jullien, de Saint-Lazare, se montre partisan de cette méthode et la défend avec un énergique talent. D'autres, et ceux-là sont, je crois, le grand nombre, refusent à l'excision toute valeur thérapeutique. Les partisans du juste milieu veulent bien convenir qu'en détruisant le chancre on amoindrit l'infection ; les colonies de microbes dont l'accident primitif de la syphilis serait la métropole, se développeront avec moins de rapidité et une moindre virulence. Mais néanmoins, disent-ils, il y a syphilis acquise, et l'excision sera palliative, mais non curative.

A notre humble avis, et nous avons par devers nous les faits si lumineusement exposés par Leloir, de Lille, la vérole existe une fois le chancre établi. Et nous croyons que les formes atténuées dont parlent les sages ne sont dues qu'à la constitution spéciale, particulière du syphilitique plutôt qu'à l'excision de son chancre. A notre consultation comme dans la clientèle de ville, nous avons suivi avec la plus scrupuleuse attention, des malades que nous avons soumis à ce traitement chirurgical. La vérole a évolué, suivant les modalités physiologiques et pathologiques individuelles, suivant les milieux, les tares héréditaires, en un mot comme elle évolue toujours.

Nous devons nous souvenir de ce grand et lumineux principe, que Clerc formulait en 1855 après une longue expérimentation : « Dès que le chancre est apparu, la constitution a déjà subi l'imprégnation syphilitique. » Nous croyons que c'est là un dogme immuable de syphiligraphie et que les hérétiques en le voulant détruire, se préparent leur bûcher.

Maurice Nicolle, dans son article Syphilis du *Guide pratique* de Letulle, termine son paragraphe sur le chancre par des considérations d'une grande justesse à propos de cette méthode.

Après avoir constaté que beaucoup de faits militent contre les merveilles attribuées à l'excision du chancre, il cite cette opinion de Fournier : « Néanmoins *on doit tenter cette unique chance* en présence de chancres faciles à détruire (ou mieux à enlever) et non accompagnés d'adénopathie. Si cette opération n'empêche pas l'éclosion des accidents secondaires elle a au moins deux avantages : une cicatrisation plus rapide de l'accident primitif pour le malade ; la disparition d'un foyer de contagion pour les autres. A ce dernier point de vue, il faut savoir que le médecin doit *toujours* détruire ou enlever un chancre chez un malade marié qui vient le consulter. »

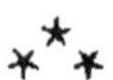

Quel sera le traitement général des syphilitiques à la période primaire ? — Il devra être subordonné à la diathèse spéciale, à la constitution particulière du malade. Aussi le médecin ne poussera-t-il jamais trop loin son esprit d'examen et sa sagacité clinique. L'indice le plus léger de l'existence d'un état spécial ne doit pas lui échapper. Cela est si vrai que pour ne prendre qu'un exemple entre tous, il sera sage et prudent d'être très sobre de mercure chez les scrofuleux.

Nous avons dit plus haut qu'il y avait diminution des globules à la période primaire. Il en résulte une anémie qui, parfois, peut se terminer par de la cachexie.

Donc dès le début de la syphilis, fortifier l'organisme. Régler sévèrement dans ses prescriptions l'hygiène personnelle, l'hygiène domestique, l'hygiène sociale. De l'exercice, du sommeil, de l'air. Avoir une alimentation riche. Eviter les bons dîners, les veilles, les fatigues, l'abus de l'alcool et du tabac. Nous traitons d'ailleurs plus loin cette question.

Comme traitement médicamenteux, tout ce qui tonifie. L'huile de foie de morue aux scrofuleux et tuberculeux, les arsenicaux et les alcalins aux herpétiques ou arthritiques.

Les préparations de quinquina, certaines préparations iodées et ferrugineuses seront employées victorieusement. J'ai souvent eu l'occasion d'administrer avec succès de la strychnine soit en sulfate, soit en arséniate; j'ai pu ainsi donner un coup de fouet énergique à des organismes qui s'affaiblissaient sous la lente montée des bactéries infectieuses.

Dans son dernier et très intéressant ouvrage, Diday, de Lyon, fait remarquer que la diminution des globules sanguins étant avantageusement combattue par l'iode et le fer, l'iodure de potassium à cette période sera tout à fait indiqué. Grassi prétend et démontre que l'iodure de potassium rétablit le chiffre normal des globules du sang en quinze ou vingt jours. C'est donc, ajoute Diday, avec l'espoir fondé de pouvoir, tandis qu'elle n'est encore qu'à l'état naissant, agir sur cette modification du sang, que je fais à tous les chancreux la prescription suivante.

Boire matin et soir un verre d'eau avec une cuillerée à bouche de :

Eau distillée.	500	gr.
Iodure de potassium	20	—
Citrate de fer	1	—

Les syphiligraphes se sont demandés s'il y avait lieu d'administrer le mercure dès le début de la vérole ? La presque totalité répond oui.

Il y a, bien entendu, des dissidents ou des récalcitrants, cela va de soi. La syphilis est une maladie qui ressemble à la politique ; elle mourra avec les hommes, sans être parvenue à les faire tomber d'accord.

Il est admis, n'est-il pas vrai, que le mercure est le spécifique de la syphilis. Si les bactériologistes semblent nous convier à le jeter à pleine pelle dans l'économie, les cliniciens ont, par contre, tempéré cette ardeur et réglé d'une façon raisonnable l'administration du mercure.

Le traitement mercuriel, en imprégnant l'organisme a pour but, disent les syphiligraphes, de l'aguerrir contre les attaques futures en même temps que de favoriser la fonte des indurations (1). Aussi bien me résumerai-je volontiers en disant : Donnez du mercure dès le début. Employez de préférence la voie hypodermique ; si vous ne le pouvez pas donnez le proto-iodure de mercure, à la dose de 5 centigrammes, au repas de midi et du soir, je dis au repas, car j'estime que les médicaments s'assimilent mieux lorsqu'ils digèrent avec les aliments. Le proto-iodure sera de préférence employé, toujours en raison de la puissance globulogène de l'iode. Il va sans dire que cette médication s'emploiera concurremment avec la médication tonique et si le médecin le juge utile avec le traitement ioduré de Diday que nous signalions plus haut.

Nous exercerons sur notre malade la surveillance la plus active, guettant l'apparition des symptômes secondaires.

(1) Voir notre chapitre sur le mercure.

Comment traiter la syphilis secondaire. — Pendant toute la période secondaire, le malade continuera jusqu'à disparition des accidents locaux la médication mercurielle. J'ai dit plus haut dans mon étude sur le *mercure* ce que je pensais des divers modes d'administration ; je préfère les injections solubles sous la peau parce que de cette façon le syphilitique garde son estomac dont il a besoin pour se soutenir et réparer ses forces.

Les manifestations de la syphilis vont être ici multiples, roséole, taches, squames, plaques muqueuses, calvitie, etc...

Contre les *taches du corps*, je me suis toujours bien trouvé des bains de sublimé à condition que le malade se savonne bien au savon neutre avant d'entrer dans le bain ; la thèse de Bielawski que j'ai inspirée contient sur ce sujet de très probantes observations.

Si nous avons à faire à des *syphilides pustuleuses ou ulcéreuses*, il faut les recouvrir de la masse de Vigo sous forme d'emplâtres ou d'épithèmes.

Lorsque les régions génitales de la femme ou de l'homme présentent des *syphilides génitales superficielles*, j'emploie ordinairement des badigeonnages avec une solution assez forte de permanganate de potasse et je prends soin de badigeonner préalablement avec une solution de cocaïne pour éviter la douleur. Puis je fais un pansement à la gaze ou à l'ouate salicylée après avoir poudré avec des poudres inertes, le talc, le bismuth. Fournier conseille les lavages avec la liqueur de Labarraque puis poudrer avec l'oxyde de zinc ; la méthode est très bonne.

S'il y a des *syphilides végétantes de ces régions génitales*, le mieux est de les cautériser soit avec le galvano-cautère, soit chimiquement avec le nitrate acide de mercure, médicament extrêmement délicat à manier.

Le médecin devra surtout se préoccuper des *plaques muqueuses*, principalement de celles siégeant sur les organes génitaux ou dans la bouche, à la commissure des lèvres, sur les bords et les pointes de la langue, sur les côtés du filet de la langue, sur le dos de la langue, sur les amygdales ou l'arrière-pharynx.

Un jet de salive peut être contagieux, le baiser peut être contagieux, en un mot un syphilitique en pareil état est un danger permanent pour son entourage.

Il faut lui prescrire d'avoir à lui ses objets de table et de ne jamais les échanger ou les prêter à quiconque. Il devra avoir ses objets de toilette, serviettes, éponges, savon même, brosses bien séparés et bien distincts. Car on a vu nombre de fois la syphilis se gagner par l'emploi de ces divers objets, et je répète que les syphilis ainsi gagnées sont souvent d'allure plus grave que les autres.

Contre les plaques muqueuses il faut employer les cautérisations superficielles au nitrate d'argent; je préfère une solution plutôt que le crayon. Avec la solution spéciale au malade il y a beaucoup moins de danger qu'avec le crayon qui peut être mal essuyé et constituer un moyen de contagion et de propagation.

Si les plaques muqueuses résistent à ce moyen il y a lieu de les cautériser plus énergiquement soit avec une solution concentrée de sublimé, soit avec le nitrate acide de mercure, mais ce sont là opérations délicates où il faut la main d'un médecin très expérimenté.

En dehors de ces médications locales, il y a lieu de prescrire contre les syphilides de la bouche le *chlorate de potasse* en gargarisme ; la dose moyenne de ces gargarismes est de 4 à 6 %. On le fera prendre aussi à l'intérieur parce qu'il s'élimine par la bouche sur les muqueuses de laquelle il a une action de choix ; on ordonnera de sucer des pastilles de chlorate associé à la cocaïne par exemple ; c'est un bon médicament modificateur et calmant.

Je prescris souvent aussi de grands lavages d'eau boratée bouillie à faire par le nez et par la bouche à l'aide d'un bock ou d'un siphon de Weber. C'est un excellent moyen préventif contre la syphilis assez fréquente du nez et de l'arrière-nez.

S'il y a intolérance mercurielle avec des faits d'inflammation de la bouche, arrêter toute médication et ne donner que le chlorate de potasse *intus et extra* ; c'est le véritable spécifique de cette stomatite.

Si dans cette période secondaire on se trouve en face de manifestations spécialement graves, telles que maux de tête violents, iritis de l'œil, laryngite ulcérée, néphrite syphilitique, syphilis du foie ou du poumon, localisations nerveuses avec poussées du côté du cerveau et de la mœlle, il faut aller vite. On emploiera immédiatement les injections hypodermiques de sel soluble de mercure, et on donnera en même temps cet autre merveilleux remède de la syphilis, l'*iodure de potassium*, à des doses variant de 1 à 6 grammes, lesquelles doses seront prescrites suivant les indications et le plus ou moins de gravité des lésions.

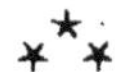

Faut-il pendant toute cette période secondaire continuer la médication spécifique et mercurielle? Tant qu'il y a des accidents ou des manifestations quelconques, et si le malade n'a pas d'intolérance, oui, il faut continuer.

Si les manifestations s'éteignent on peut et on doit s'arrêter. Va-t-on en rester là ? Non, mille fois non. Un syphilitique, à cette période surtout, a besoin d'un traitement général et constitutionnel, tonique et réparateur aussi, mais surtout d'une hygiène de vie bien entendue. Il est à surveiller constamment, quotidiennement presque, et à la moindre alerte il importe de recommencer le traitement spécifique.

Je ne me sépare pas absolument de Fournier qui veut des traitements mercuriels préventifs, mais je crois que ces règles de traitement sont question d'opportunité et qu'elles nous sont dictées par l'ensemble des faits, par la vue et la connaissance du sujet. Il en est très certainement chez lesquels ce traitement fatigue, chez lesquels il épuise, si j'ose parler ainsi, la force du médicament et chez ceux-là quand nous en aurons besoin pour une manifestation urgente nous ne trouverons en face de nous qu'une médication compromise par l'abus et inefficace pour l'usage actuel.

Fournier dit : A maladie chronique, traitement chronique ; Diday riposte : A maladie intermittente, traitement intermittent. Eh bien, je me rallierais volontiers à la théorie de Diday sans cependant la déclarer infaillible. Il n'y a rien d'infaillible, rien d'absolu en médecine ; les circonstances, la clinique doivent nous guider surtout et toujours. Je demande pardon de n'être ni chien, ni loup, mais je me méfie de tout ce qui est absolu et j'aime mieux observer que dogmatiser.

Je me rappelle qu'il y a 25 ans à peine (en 1877) Seeligmuller accusait d'homicide par imprudence le médecin n'employant pas le chlorate de potasse dans la diphtérie de la bouche et du pharynx ; or, aujourd'hui, personne ne songe plus guère à prescrire ce remède dans ce cas spécial ! Alors, tout ceci ne doit-il pas nous rendre réservés, modestes, prudents ? Et je pourrais trouver des quantités d'autres exemples.

En fait de thérapeutique, c'est le malade avec son tempérament et sa résistance qui crée l'indication, c'est le médecin avec son flair diagnostic et avec sa science acquise qui doit la suivre pour s'en servir ou la combattre.

Lorsqu'un syphilitique veut me faire l'honneur

de suivre mes avis, je lui dis toujours : « Monsieur, je ne puis rien vous dire quant à la durée des manifestations spécifiques. Ce que je puis vous dire, c'est qu'en vous soignant bien, en vous observant constamment, vous avez 98 chances de ne jamais être inquiété. Mais pendant 4 ou 5 ans, il faudra revenir chercher avis et conseils auprès de votre médecin non seulement s'il y a de nouveaux accidents, mais à des époques fixes, tous les trois mois par exemple. » Si le malade est docile à ce conseil, si le médecin veut prendre la peine de l'interroger, de le scruter, de le palper, de l'examiner, il est bien rare que la syphilis soit dangereuse.

Voici cependant la TERTIARISME qui se montre. Que faire ? Ne pas hésiter à reprendre intérieurement la cure mercurielle et lui associer la médication iodurée.

Car c'est merveille d'avoir contre le fléau syphilitique ces deux admirables remèdes qui s'appellent le *Mercure* et l'*Iodure.*

Ici encore les écoles se diversifient. Fournier dit : Donnez le mercure et l'iodure. Diday prétend que le mercure a fini d'agir et que l'iodure seul est un vrai spécifique. Eh bien, je crois que Fournier ici a plutôt raison que Diday, et le traitement mixte me paraît beaucoup plus certain, beaucoup plus précis que le traitement ioduré seul.

Contre les gommes de la peau, iodure, et comme

traitement local, emplâtre de Vigo. Contre les lésions de la langue, ces *glossites* si fréquentes et si dangereuses par suite de leur dégénérescence possible en cancer, on se trouvera bien du traitement mixte. De même aussi la *syphilis du cerveau et de la mœlle.* ou encore la syphilis tertiaire des *poumons*, du *foie*, du *larynx*, du *rein*, des *os*, sont justiciables de l'iodure et concurremment du mercure.

Le succès est à ce prix, mais encore faut-il ne pas tarder, car le tertiarisme marche vite, très vite même, et il importe de ne pas se laisser distancer, de ne pas lui laisser gagner du terrain.

CONSEILS D'HYGIÈNE

AUX SYPHILITIQUES

J'ai écrit plus haut ce que je pensais de la curabilité de la syphilis, et ma conviction profonde est qu'on en guérit quand on veut. Ce *quand on veut* n'est pas une formule vague, ce doit être une réalité.

D'abord il faut se soigner bien, se soigner longtemps, se soigner rationnellement. Et il importe d'orienter hygiéniquement sa vie.

Lorsque le sujet malade apprend qu'il a la syphilis, ce jour-là il promet tout ce qu'on veut. Quand il y est fait, quand il s'y est habitué, quand les accidents se sont àmendés, il traite le médecin de vieille baderne, quand il ne l'accuse pas de lui faire peur pour pousser à la consultation. Celui-là peut être tranquille ; si la mort ne l'arrête pas en route, sa syphilis lui présentera sa traite. A quelle échéance ? Ni lui ni moi ne le savons, mais il payera sûrement.

Un syphilitique doit avoir une vie extrêmement rangée et sobre. Qu'il mange à sa faim les mets qu'il voudra si son estomac le lui permet. Il est inutile de le gaver de lait, de viandes rôties, d'un tas de choses plus ou moins quelconques. Qu'il mange d'abord ! Mais qu'il mange sans excès. Un dîner succulent, un excès de table peut influencer la marche des symptômes actuels de la syphilis ou bien la réveiller si elle dort. Si ces excès de bonne chère constituent une habitude, tant pis pour le malade, car c'est pour lui se mettre en état d'infériorité de résistance et ouvrir la porte aux accidents graves secondaires ou tertiaires.

Lorsque cela est possible, pendant l'évolution des premiers accidents, le syphilitique devra se réfugier à la campagne, y vivre de la vie végétative, à l'abri des soucis, loin des préoccupations. Je sais bien que cette prescription n'est pas très commode toujours et qu'elle n'est pas accessible à toutes les bourses ni à toutes les situations. Ce qui l'est plus, c'est de faire de l'exercice, du grand air, de ne pas se cacher dans sa tristesse ou sa soi-disant honte. Il ne faut pas, bien entendu, que ces exercices dégénèrent en fatigue ou en excès musculaires. Assez, pas trop, telle doit être la vraie devise. En effet les excès de fatigue sont aussi nuisibles que le manque total. Dans les hôpitaux, les syphilitiques indigents qui se reposent dans leur lit après le surmenage de leur profession souvent pénible, reprennent vite des forces et de la résistance.

Du régime donc, de l'exercice, de l'air. Ajoutez-y du repos. Le sommeil est un réparateur parfait. Le syphilitique devra en user largement. Si c'est un habitué de cercle qu'il se souvienne bien que la syphilis des joueurs est extrêmement grave et qu'elle est souvent cérébrale. Si c'est un habitué de théâtre, qu'il y aille rarement, et, conseil que je lui donne en passant, qu'il aille voir les pièces gaies. Les drames ou les « *tranches de vie* » sont choses énervantes pour lui, car elles ne sont pas toujours bien amusantes pour les autres.

Et surtout pas d'excès d'aucune sorte, pas d'excès vénériens surtout. La fatigue de ce côté peut amener des poussées de syphilis active alors qu'elle paraît guérie ou qu'elle est à l'état latent. Les habitués des excès mondains, du surmenage intellectuel, les viveurs, les fervents du cercle, du club auront des syphilis dangereuses. « Que de personnalités du high life parisien n'ai-je pas vues finir tristement par la syphilis du cerveau ! J'imagine (sans pouvoir le démontrer bien entendu), que sur dix syphilis cérébrales il en est cinq au moins qui ne seraient pas produites si l'action de la diathèse n'avait pas été dirigée vers le cerveau par une stimulation habituelle ou excessive de cet organe ! (Fournier.) »

Ceux qui comme nous médecins ont l'habitude de voir des syphilitiques savent bien que la gravité de la maladie dépend des conditions sociales du sujet. « Ainsi, écrit Diday, qu'un vieux viveur ruiné, pilier de café et de bourse, qu'un éphèbe saturé de lectures terrifiantes soient plus rudement touchés qu'un jeune et insouciant campagnard, faisant sa tâche quotidienne en libre et vivifiante atmosphère, ceci ne vaut même pas la peine d'être dit. » Les indications de climat, la tiédeur des régions méridionales, le calme des régions d'altitude sont autant de causes de guérison et d'amélioration des syphilitiques.

Enfin et surtout il faut redire au syphilitique, ce qui est l'expression rigoureuse de la vérité, que sa maladie est curable s'il la traite, que bien traitée elle permet le mariage, « qu'elle laisse les victimes bien tranquilles, et qu'elle permet même l'espérance d'une postérité saine et valide (Fournier) ». Car ce qu'il y a de cruel c'est l'angoisse du syphilitique, la *syphiliphobie*, comme on l'a appelée. Et cette angoisse, il faut la chasser, car elle est injustifiée ; ceci il faut le dire, le répéter, le clamer partout et toujours.

Que notre conduite à nous médecins soit de conseiller aux malades la vie la plus tranquille et la plus paisible suivant ses conditions de vie sociale, de les rassurer, de les guider.

Que la vôtre, malades, soit de nous écouter, de nous suivre dans nos conseils, de nous croire parce que notre devoir est de vous sauver et de vous guérir, même malgré vos ingratitudes et parfois vos sarcasmes !

SYPHILIS ET FAMILLE

J'ai exposé avec le plus grand soin tous les méfaits que peuvent provoquer les affections vénériennes et la syphilis en particulier; je veux ici résumer mes opinions et émettre mes conclusions.

Je renvoie le lecteur à mes chapitres sur la blennorrhagie. Je n'y veux point revenir, sinon pour rappeler aux malades que le mariage leur est interdit, qu'une union contractée dans ces conditions, peut rendre l'homme infécond, amener chez la femme les pires désordres du côté des organes génitaux et chez l'enfant des ophtalmies graves qui se peuvent terminer par la cécité.

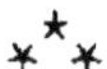

Quant à la syphilis, ce sujet a fait couler des flots d'encre non seulement au point de vue scientifique, mais encore au point de vue social et familial. Jamais campagne ne fut plus justifiée.

La syphilis, il faut ne pas cesser de le dire, n'est pas une maladie honteuse; c'est une maladie tout simplement.

C'est aussi un malheur pour celui qui en est

atteint ; mais il importe que le syphilitique sache bien qu'il doit limiter le mal à lui-même et que de sa propre volonté, du fait d'une coupable capitulation de conscience, il ne doit pas le porter dans le lit conjugal, ne pas souiller la vierge qu'on lui donne pour compagne, ne pas frapper d'une tare indélébile l'enfant innocent qui naîtrait de ses étreintes souillées.

Le mariage n'est pas permis aux syphilitiques pendant un temps que les auteurs s'accordent à fixer à quatre années environ. Je dis environ, car rien n'est absolu en pareille matière. J'ai permis pour ma part le mariage à certains malades après un laps de temps moins long, et je n'ai pas eu à m'en repentir. Mais je ne l'ai fait que chez des sujets de tempérament robuste, d'existence calme et non troublée par les soucis d'affaires ou les efforts cérébraux; je n'ai donné ces autorisations qu'après un traitement énergique, constamment surveillé, sérieusement contrôlé et lorsque je me suis rendu matériellement et moralement compte que tout danger a disparu.

Il en est d'autres chez lesquels l'interdiction du mariage a été prolongée longtemps, cinq années, six années, même quelquefois plus.

J'écris ceci parce que je ne voudrais pas que le syphilitique sur la foi des écrits, s'imaginât que l'époque du mariage peut lui être fixée comme la date d'un billet à ordre. C'est souvent que j'ai vu chez moi des malades venir me dire : « Docteur, il y a quatre ans que j'ai eu la syphilis; vous vous souvenez m'avoir soigné. Je viens vous annoncer que je me marie ! — Très bien, leur ai-je dit, mais vous êtes-vous soigné ? — Certainement, répondent-ils. — Et combien de temps, s'il vous plaît ? — Trois à quatre mois; je n'ai d'ailleurs jamais rien vu depuis, car vous m'avez radicalement guéri grâce à votre énergique traitement ! » — Je n'ai pas besoin de dire que je ne me laisse pas prendre au compliment de la fin, car mon traitement n'a rien de plus énergique ni de plus sorcier que celui des autres, et je ne suis pas de ceux qui prétendent guérir la syphilis en trois mois. J'interroge, je scrute le malade et je refuse dans ce cas d'engager ma responsabilité, même s'il n'y a rien d'apparent. Très souvent le sujet passe outre, et trop souvent aussi l'avenir lui apprend qu'il a eu tort.

Mais encore ceux-là, à la rigueur, pourraient avoir un semblant d'excuse. Notre rigorisme leur paraît excessif, bien que très justifié. Ils se marient. Pour être vrai, il convient de dire que quelquefois il ne leur survient rien d'ennuyeux ni à eux ni aux autres. C'est une exception que j'enregistre. Elle n'est pas pour modifier cependant ma règle de conduite.

Les coupables, les infâmes par exemple ce sont ceux qui, dès l'origine du mal, commettent l'indignité de se marier. J'en ai vu oser contracter union alors qu'ils étaient en pleine évolution syphilitique ; j'en ai vus qui, comme l'*Avarié* de

Brieux, avaient des syphilis datant de ce fameux enterrement de vie de garçon et conduisaient leur fiancée au son des orgues triomphantes ayant, eux, aux lèvres des sourires et des plaques muqueuses. Ah ! ceux-là, il ne faut cesser de le clamer ceux-là sont des misérables.

Je crois qu'il n'est pas au monde de situation plus pénible, plus cruelle que celle du médecin obligé d'assister impassible et muet à la perpétration de pareils forfaits. La loi est formelle et notre devoir strict, imprescriptible, infrangible est de nous taire. Si nous parlions il en irait pour nous de la sanction pénale, de la déchéance sociale. Je ne suis même pas sûr que dans le monde où nous aurions fait œuvre de bienfaisante équité, l'on ne nous reprocherait pas notre indiscrétion.... notre délation. Car on n'est pas tendre pour nous autres médecins.

Le code nous clôt la bouche et j'avoue qu'ici le code me paraît en contradiction avec la conscience humaine.

Contre la volonté de ces hommes sans scrupules, tout échoue, la persuasion comme les menaces.

En vain leur montre-t-on la femme souillée, corrompue, en vain leur fait-on prévoir, la difficulté, l'impossibilité parfois de soigner cette malheureuse qui ignorera sa maladie, en vain leur signale-t-on les horreurs qui peuvent survenir du fait de cette insuffisance de traitement :

ulcères, visages ravagés, os cariés et détruits, rien n'y fait !

En vain essaye-t-on de leur montrer le foyer compromis, le divorce possible si l'on apprend et si l'on sait, les enfants indélébilement tarés, notre éloquence échoue tout comme celle du docteur des *Avariés.*

Elle est superbe de vérité et de vie, cette tirade que Brieux met dans la bouche de son personnage ; rien de plus juste, de plus poignant n'a été écrit sur ce sujet, et je veux la reproduire ici comme une synthèse et comme un symbole.

Les enfants ! Je ne vous en ai pas encore parlé !... *(Tendre, persuasif.)* Allons, monsieur, vous êtes un brave homme ; vous êtes trop jeune pour que certaines choses ne vous émeuvent pas, pour être insensible à la pitié... Il n'est pas possible que je ne trouve pas le chemin de votre cœur et que je ne vous impose ma conviction. Mon émotion en vous parlant vous prouve bien que je compatis à votre tristesse et que je souffre avec vous. C'est au nom de ma sincérité que je vous supplie. Vous l'avez reconnu : vous n'avez pas le droit d'exposer votre femme à de telles détresses, mais il n'y a pas qu'elle que vous pouvez frapper, vous pourrez encore l'atteindre dans ses enfants, dans vos enfants... Et tenez, je vous exclus pour un moment de ma pensée, vous et elle ; c'est au nom de ces innocents que je vous implore, c'est l'avenir, c'est la race que je défends ! Ecoutez-moi... écoutez-moi. Sur les vingt

ménages dont je vous parlais, quinze seulement ont eu des enfants. Ils en ont eu vingt-huit à eux quinze. Savez-vous combien il en a survécu ? Trois, monsieur. Trois sur vingt-huit. La syphilis est surtout une grande tueuse d'enfants. — Hérode règne en France et sur toute la terre et recommence chaque année son massacre d'innocents. Et si ce n'est pas blasphémer contre la Vie sacrée, je dis que les plus heureux sont ceux qui ont disparu. Visitez les hôpitaux d'enfants. Nous connaissons le type de l'enfant des syphilitiques. Ce type est classique et les médecins les désignent entre tous, ces petits vieux qui ont l'air d'avoir vécu et d'avoir gardé le stigmate de toutes nos infirmités, de toutes nos déchéances. Parmi les rachitiques, parmi les petits corps surmontés de têtes trop grosses qu'ils ne peuvent soutenir, parmi les bossus, les difformes, les monstres, les pieds-bots, les becs-de-lièvre, les boiteux par luxation congénitale de la hanche, un grand nombre sont les victimes de pères qui se sont mariés en ignorant ce que vous savez maintenant, ce que je voudrais pouvoir aller crier sur les places publiques !... — Je vous ai tout dit sans rien dramatiser. Réfléchissez. Pesez, à présent, le pour et le contre, faites la somme des malheurs possibles et des misères certaines. Mais méfiez-vous de vous-même, et songez bien qu'il y a dans un des plateaux de la balance les malheurs d'autrui, et dans l'autre, vos propres malheurs. Prenez garde d'être injuste.
(*Les Avariés*. — Acte 1er, Scène II.)

Encore une fois il n'est pas de clinique plus magistralement parlée, plus documentée, plus exacte, plus persuasive, si la persuasion pouvait quelque chose sur ces insensés.

Malgré nous, malgré tout, l'acte s'accomplit. On compte sur le hasard heureux, sur la veine, et on espère être l'exception. Hélas, quelques semaines après il faut en rabattre. Le mal est fait et la femme est contaminée.

Ici un rôle nouveau commence pour nous, un rôle où nous sommes obligés de jouer la comédie, de donner nos avis et nos soins en les masquant sous l'apparence de soins donnés à une maladie imaginaire. Il faut encore s'assurer la complaisance tacite du pharmacien auquel nous disons de remplacer le médicament écrit sur l'ordonnance par un autre, celui qui est utile et nécessaire dans les circonstances. Les efforts des diplomates ne sont rien à côté des nôtres. Car notez bien que le mari se préoccupe de faire soigner sa femme, mais il se préoccupe d'abord et surtout de lui cacher sa maladie et tenez pour certain qu'il nous sait plus de gré de ce dernier effort que du premier.

Souvent, la femme est enceinte. Alors ce n'est plus elle seulement qui doit nous préoccuper, c'est celui qui va naître. Comment va-t-il naître ? Fréquemment il ne naîtra pas ; c'est en vérité ce qui peut lui arriver de mieux à ce pauvre innocent. Car c'est un fait bien connu que les mères syphilitiques mettent au monde des enfants morts ou venus avant terme. Lorsque le professeur Depaul voyait une femme accoucher plusieurs fois dans ces conditions il conseillait d'instituer le traitement spécifique, et il agissait avec sagacité et justesse.

Mais s'il naît ! Le voici avec ses plaies des pieds et des mains, ses papules syphilitiques de la face, autour de l'anus, ce masque terreux spécial, cet aspect émacié, miséreux, tous ces signes que les médecins connaissent bien comme les stigmates de la syphilis héréditaire. Il faudra le traiter, le traiter énergiquement, et la mère se demandera ce qu'elle a fait au ciel pour être ainsi frappée dans sa santé et dans son enfant, elle qui jeune fille avait été saine, robuste, bien portante. Pendant ce temps le mari assiste honteux et terrifié à la déchéance de son foyer, à l'écroulement de son bonheur. « Ah ! si j'avais su — Mais malheureux, on vous l'a dit ! »

Qui va nourrir cet enfant ? Il faut que ce soit la mère. Il le faut de toute façon et à tout prix. Introduire une nourrice au foyer, c'est ajouter une victime de plus à celles déjà nombreuses que le syphilitique a faites autour de lui. Cette victime-là, moins ignorante ou moins indulgente, ne manquera pas de protester, de s'insurger, de réclamer. Les espèces sonnantes ne suffiront pas toujours à la faire taire, et c'est le scandale qui éclate; on en sait les conséqences.

Je dis qu'il faut que la mère nourrisse. Une objection peut être faite dans certains cas relativement heureux. Il peut arriver en effet que la mère soit indemne alors que l'enfant seul est malade; cela se voit quelquefois. L'enfant a hérité de la syphilis par le germe paternel; celui-ci n'a pas contaminé la mère. Eh bien, la mère doit nourrir, car elle ne contractera pas la syphilis de son enfant. Cela s'appelle du nom d'un médecin anglais *la loi de Colles*. Cette syphilis par génération rend la mère indemne; il en serait tout autrement avec une nourrice.

Si la mère ne peut pas nourrir, à moins que l'on ne trouve une nourrice préalablement syphilitique (ce qu'elles n'avouent pas souvent, bien entendu) il faut alors recourir à l'allaitement artificiel par le lait stérilisé. Ce n'est pas l'idéal dans la circonstance mais l'indication est ici formelle et sans autre issue.

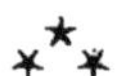

Il nous reste à envisager le cas assez fréquent de la syphilis contractée pendant le mariage. Les dangers sont aussi graves cela va de soi. Malheureusement nous nous trouvons devant une situation acquise, et il faut agir en conséquence.

Bien entendu on n'attendra pas de nous que nous fassions ici une leçon de morale aux époux infidèles ; là n'est pas notre rôle. Ce sont des malades, ce sont des malheureux ; comme tels ils ont droit à nos soins et à nos égards.

A ceux-là il convient d'abord et surtout de

recommander l'abstinence des rapports conjugaux, abstinence totale et rigoureuse. Je connais l'objection des malades : « Mais docteur, ma femme se doutera de quelque chose, et ce me sera bien difficile ! — Eh bien, qu'elle se doute ou non, il faut qu'il en soit ainsi. Inventez un prétexte, trouvez des raisons, mais si vous agissez autrement, vous vous exposez aux pires événements. » Ceux-ci n'auront qu'à relire ce que j'écris plus haut.

Il faudra, suivant l'expression de Fournier, *agir vite* et *frapper fort*. C'est-à-dire qu'il faudra soigner énergiquement, vigoureusement toutes les manifestations primaires ou secondaires de la syphilis, recommander une minutie extrême dans les soins de toilette journaliers, faire ce que je recommande plus haut dans le chapitre *Traitement* relativement aux verres, serviettes, aux baisers, aux contacts journaliers de la vie familiale.

Le tableau de toutes ces misères n'est pas beau, j'en conviens, mais fallait-il encore que tout ceci fût dit, parce que le public, Monsieur Tout le Monde, doit ne pas ignorer les conséquences d'un danger auquel chacun est exposé.

Notre devoir est de lui apprendre à connaître les effets ou les conséquences du mal pour le conjurer, parce que ce n'est pas une honte d'être malade.

C'est une des choses qui m'irritent le plus, ce terme de « maladie honteuse » s'écrie le docteur *des Avariés*. Comme toutes les autres maladies, celle-là est une de nos misères et il n'y a jamais de honte à être malheureux — même si on l'a mérité. *(S'animant.)* Allons ! Allons !... il faudrait s'entendre ! Parmi les hommes les plus rigoristes, parmi ceux qui, dans leur pudeur de bourgeois anglais, n'osent pas prononcer le nom de la syphilis, ou qui prennent les mines les plus effarouchées, les plus dégoûtées, lorsqu'ils consentent à en parler, qui traitent les syphilitiques comme des coupables, je voudrais savoir combien il y en a qui ne se sont jamais exposés à pareille mésaventure, combien il y en a qui n'ont possédé que des vierges. Ceux-là, seuls, ont le droit de parler. Combien sont-ils ? Sur mille hommes, y en a-t-il quatre ? Eh bien ! ces quatre-là exceptés — entre tous les autres et les syphilitiques, il n'y a que la différence d'un hasard... *(D'un trait.)* Et encore, la sympathie devrait-elle aller à ceux-ci, puisqu'ils souffrent, et que s'ils ont commis la même faute, ils ont, du moins, eux, le mérite de l'expiation.

. . . .

. . . .

Il y a une phrase que je répète à chaque occasion et que je voudrais afficher sur les murs, c'est celle-ci: « La syphilis est une impérieuse personne qui ne veut pas qu'on méconnaisse sa puissance. Elle est terrible pour qui la croit insignifiante et bénigne pour qui sait combien elle est dangereuse. Elle est comme certaines femmes, elle ne se fâche que si on la néglige. » (*Les Avariés.* — Acte III, Scène II.)

Ceci est encore profondément juste, et si la Ligue qui s'est créée pour conjurer le péril syphilitique fait éditer une brochure, ces paroles devront y être inscrites parce qu'elles reflètent la pensée de la Science et de la Vérité.

Cessons donc de considérer la syphilis comme un mal honteux. J'adjure ceux qui me lisent, si jamais le mal les atteint, de ne pas le cacher, de l'avouer à ceux qui ont mission de les traiter et de les consoler.

Vous, jeunes gens, inexpérimentés et ardents, prenez la résolution de faire l'aveu de votre malheur. Et vous, pères de familles, ne tenez pas rigueur du péché de jeunesse que vous avez commis et où la douleur n'a pas suivi le plaisir. Soyez indulgents, parce que l'indulgence est ici le seul sentiment admissible et possible, le seul vrai. Et confiez au médecin le secret douloureux.

L'avenir n'est sombre qu'autant que l'on manquera de se traiter. Il se rassérénera très vite et très certainement si les soins sont rigoureusement conduits et méthodiquement dispensés.

Car il faut le redire encore une fois et toujours ; une syphilis traitée peut être une syphilis guérie. Elle sera, en tout cas, une syphilis silencieuse, c'est-à-dire sans danger. Et ceci n'empêchera ni le mariage plus tard, ni le foyer peuplé, ni l'amour sincère et sans remords.

La maladie ne tue pas le bonheur ; elle ne peut que le retarder.

TABLE DES MATIÈRES

Paris. — Imp. Vauthrin Frères, rue des Archives, 61

www.ingramcontent.com/pod-product-compliance
Ingram Content Group UK Ltd.
Pitfield, Milton Keynes, MK11 3LW, UK
UKHW020224220726
13923UKWH00002B/501

9 782019 298371